AAOS
AMERICAN ACADEMY OF ORTHOPAEDIC SURGEONS

M000202381

Primeros auxilios, RCP y DAE estándar

Séptima edición

Alton L. Thygerson, EdD, FAWM
Editor Médico

Steven M. Thygerson, PhD, MSPH
Editor Médico

Benjamin Gulli, MD, FAAOS
Editor Médico

Howard L. Mell, MD, MPH, FACEP
Editor Médico

Bob Elling, MPA, EMT-P
Editor de la Serie

American College of
Emergency Physicians®
ADVANCING EMERGENCY CARE

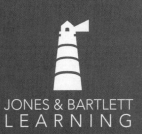

JONES & BARTLETT
LEARNING

Oficinas internacionales
Jones & Bartlett Learning
5 Wall Street
Burlington, MA 01803
978-443-5000
info@jblearning.com
www.jblearning.com

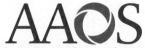

AMERICAN ACADEMY OF ORTHOPAEDIC SURGEONS

Descuentos importantes por compras al mayoreo de las publicaciones de Jones & Bartlett Learning para corporaciones, asociaciones profesionales y otras organizaciones calificadas. Para detalles e información específica de descuentos, entre en contacto con el departamento de ventas especiales de Jones & Bartlett Learning a través de la información de contacto antes mencionada o envíe un correo electrónico a specialsales@jblearning.com.

Los libros y productos de Jones & Bartlett Learning están disponibles en la mayoría de las librerías y empresas de venta de libros en línea. Para entrar en contacto directamente con Jones & Bartlett Learning llame al 800-832-0034, envíe fax al 978-443-8000 o visite nuestro sitio web, www.jblearning.com.

Créditos de producción
Directora General, Editora Ejecutiva: Kimberly Brophy
Directora de Ventas, Grupo de Seguridad Pública: Patricia Einstein
Editora Ejecutiva y VP, de Producto: Christine Emerton
Editora de Adquisiciones: Tiffany Sliter
Editora de Desarrollo: Carly Mahoney
Administrador de proveedores: Nora Menzi
Gerente de Mercadotecnia: Jessica Carmichael
VP, Manufactura y Control de Inventario: Therese Connell
Composición: diacriTech
Diseño de la Portada: Kristin E. Parker
Especialista en Derechos y Medios: Robert Boder
Editor del Desarrollo de Medios: Troy Liston
Imagen de portada: © SeanShot/iStock/Getty; © Science Photo Library/Getty
Impresión y encuadernación: LSC Communications

Traducción: Dr. Félix García Roig
Cuidado de la edición: Olga Adriana Sánchez N.
Formación: Eric Aguirre G., Aarón León G.

Traducido, editado y formado con autorización de Jones & Bartlett Learning, por:

Intersistemas, S.A. de C.V.
Aguiar y Seijas 75
Lomas de Chapultepec
11000, México, D.F.
Tel. (5255) 5520 2073
Fax (5255) 5540 3764
intersistemas@intersistemas.com.mx
www.intersistemas.com.mx

ISBN: 978-1-284-15897-7

Impreso en Estados Unidos de América
20 19   10 9 8 7 6 5

Contenido breve

Contenido

Bienvenido

Bienvenido al Emergency Care & Safety Institute

Bienvenido al Emergency Care & Safety Institute (ECSI), que llega a usted por medio de la American Academy of Orthopaedic Surgeons (AAOS) y el American College of Emergency Physicians (ACEP).

El ECSI es una organización reconocida internacionalmente que provee entrenamiento y certificaciones que cumplen con los requerimientos relacionados con el trabajo, como lo definen las autoridades regulatorias, entre ellas la Occupational Safety & Health Administration (OSHA), The Joint Commission y las oficinas estatales de los servicios de emergencias médicas (SEM), educación, transporte y salud. Nuestros cursos se imparten a través de una cadena de industrias y mercados alrededor del mundo, incluyendo preparatorias y universidades, negocios e industria, gobierno, agencias de seguridad pública, hospitales, compañías privadas de entrenamiento y sistemas de escuelas secundarias.

Los programas del ECSI se ofrecen en asociación con la AAOS y el ACEP. La AAOS, la asociación médica más grande del mundo de especialistas en procesos musculoesqueléticos, se conoce como la responsable original de las publicaciones de SEM con el primer libro de texto del SEM en 1971, y el ACEP se reconoce ampliamente como la organización líder en la medicina de emergencias.

Catálogo de cursos del ECSI

Los individuos que buscan entrenamiento por medio del ECSI pueden elegir entre los diversos cursos tradicionales basados en el salón de clases y los cursos en línea alternativos como:

- Desfibrilación automática externa (DAE).
- Microorganismos patógenos de transmisión hemática y aérea.
- Seguridad de niñeras.
- Seguridad de conductores.
- RCP (en niveles de persona lega y de proveedor de atención sanitaria).
- Primeros auxilios (múltiples cursos disponibles).
- Rescatistas de emergencias médicas.
- Primeros auxilios en lugares remotos, ¡y más!

En el ECSI se ofrece una amplia variedad de libros de texto, materiales de respaldo para instructor y estudiante y tecnología interactiva, que incluye cursos en línea. Los manuales de estudiante del ECSI son la parte central de un sistema integrado de enseñanza y aprendizaje que ofrece recursos para mejorar el apoyo a instructores y estudiantes en entrenamiento. Los suplementos para el instructor proveen herramientas de enfoque práctico que ahorran tiempo, como presentaciones de PowerPoint, DVD y recursos de aprendizaje a distancia mediante internet. Los recursos tecnológicos proporcionan ejercicios interactivos y simulaciones para ayudar a los estudiantes a prepararse para cualquier emergencia.

Se emitirán documentos que respalden el reconocimiento del ECSI de la conclusión satisfactoria de un curso a quienes cumplan exitosamente los requerimientos. Se provee reconocimiento escrito a los participantes que concluyen de manera exitosa un curso; se entrega en forma de una Tarjeta de Acreditación del Curso, emitida por el Emergency Care & Safety Institute.

¡Visite www.ECSInstitute.org hoy!

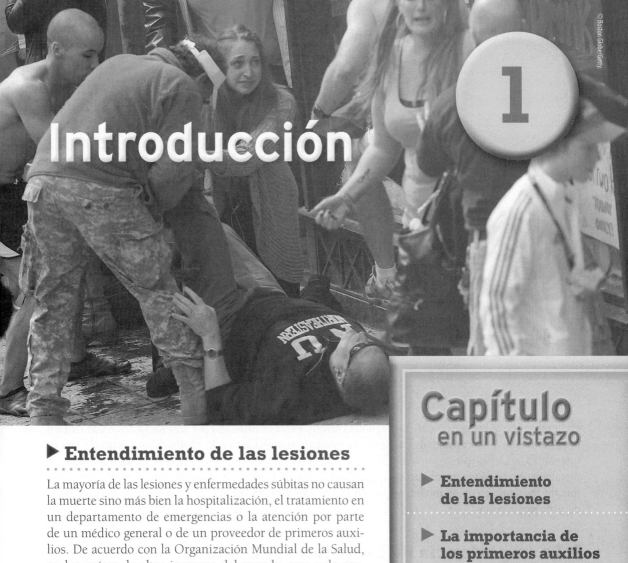

Introducción

1

► Entendimiento de las lesiones

La mayoría de las lesiones y enfermedades súbitas no causan la muerte sino más bien la hospitalización, el tratamiento en un departamento de emergencias o la atención por parte de un médico general o de un proveedor de primeros auxilios. De acuerdo con la Organización Mundial de la Salud, en los países de altos ingresos del mundo, por cada persona muerta por lesión se hospitalizan 30 y se tratan 300 en departamentos de emergencias; incluso una mayor cantidad es atendida en otras instalaciones de atención sanitaria y por proveedores de primeros auxilios.

La pirámide de lesiones, como se muestra en la **Figura 1-1**, ayuda a ilustrar la distribución de su gravedad. La parte alta de la pirámide está constituida por las muertes secundarias a lesiones. Si bien las muertes por lesiones son menores en número que las de otros tipos, son más visibles porque se les da mérito como noticia y a menudo aparecen

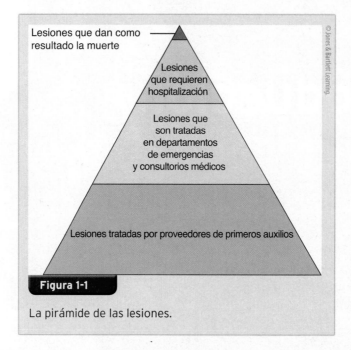

Lesiones que dan como resultado la muerte

Lesiones que requieren hospitalización

Lesiones que son tratadas en departamentos de emergencias y consultorios médicos

Lesiones tratadas por proveedores de primeros auxilios

Figura 1-1

La pirámide de las lesiones.

© Jones & Bartlett Learning.

en la televisión y los periódicos. La segunda categoría está constituida por lesiones graves que causan hospitalización y discapacidad. Las lesiones graves son seguidas en la pirámide por otras de menor intensidad, aquellas que requieren atención en un departamento de emergencias y las que se tratan en instalaciones de atención sanitaria básica. Finalmente, la base de la pirámide corresponde a lesiones que no requieren atención médica y que, en vez de ello, reciben tratamiento por parte de un proveedor de primeros auxilios.

▶ La importancia de los primeros auxilios

Es mejor conocer los primeros auxilios y no necesitarlos que requerirlos y desconocerlos. Todo el mundo puede ser capaz de proveer primeros auxilios, porque la mayoría de las personas en un momento dado se encontrará en una situación que requiera de ellos para alguien más o para sí mismo.

La mayor parte de las lesiones y enfermedades súbitas no requiere esfuerzos para salvar la vida. A lo largo de su existencia, la mayoría de las personas rara vez, si acaso, enfrentará un trastorno que ponga en riesgo la vida fuera de una instalación médica. Es importante salvar vidas, pero los proveedores de primeros auxilios son llamados con mayor frecuencia para proveer atención inicial a trastornos menos graves. Si no se tratan apropiadamente, estas lesiones menos graves pueden evolucionar a algo más problemático. En consecuencia, se debe prestar atención a estas destrezas durante el entrenamiento de primeros auxilios. La participación del proveedor de primeros auxilios se analiza en el **Diagrama de flujo 1-1**.

En las más recientes guías de la International Liaison Committee on Resuscitation (ILCOR) se define a los primeros auxilios como las conductas de auxilio y la atención inicial provista para una enfermedad o lesión aguda. De acuerdo con las guías, los propósitos del proveedor de primeros

Diagrama de flujo 1-1

Participación del proveedor de primeros auxilios

Ayudar ante una emergencia implica llevar a cabo una serie de tomas de decisiones y acciones. El mejor momento para tomar la decisión de ayudar es *antes* de que usted enfrente una emergencia

1. Identifique la emergencia.

Los factores que ayudan al proveedor de primeros auxilios a identificar una emergencia incluyen los siguientes:
- La intensidad de la lesión o enfermedad.
- Qué tan cerca esté del escenario de emergencia y el tiempo que permanece ahí.
- El aspecto alterado o la conducta de pánico de una persona.
- El conocimiento previo y la identificación de la persona lesionada o enferma.
- Las condiciones del escenario (p. ej., imágenes, olores, sonidos).

2. Decisión de ayudar.

Excusas que algunas personas utilizan para no ayudar:
- Es perjudicial; p. ej., "Yo podría ser lesionado, infectado o demandado por el enfermo. Existe la posibilidad de dañar a la persona".
- Hay obstáculos en el camino; p. ej., "No sé cómo ayudar. El escenario es inseguro. No me gusta oler o ver sangre, vómito o piel quemada".

3. Antes de ayudar, realice las acciones apropiadas, refiérase a las páginas 5-6.

4. Determine que está mal con la persona.

Antes de proveer primeros auxilios, usted debe de determinar qué está mal con esa persona; "encuéntrelo, corríjalo". La mayoría de los casos implica sólo la revisión de la manifestación principal de una persona (signos y síntomas). Véase la página 16 para aprender a revisar a una persona.

5. Provea los primeros auxilios.

Con base en lo que usted encontró, provea los primeros auxilios hasta que ocurra uno de los siguientes sucesos:
- Un servicio de emergencias médicas (SEM) se hace cargo.
- Usted lleva a la persona a una instalación médica.
- Se determina que la persona sólo requiere primeros auxilios y atención casera.

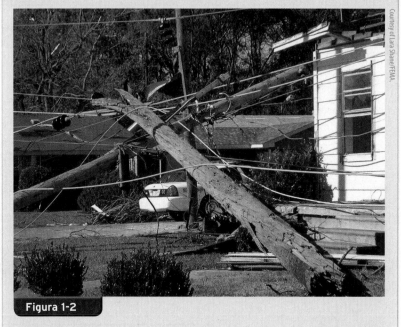

Courtesy of Lara Shane/FEMA.

Figura 1-2

El primer paso para proveer primeros auxilios es percatarse de que hay una emergencia.

auxilios incluyen "conservar la vida, aliviar el sufrimiento, prevenir una enfermedad o lesión mayor y promover la recuperación". Los primeros auxilios, que incluyen autocuidado, pueden iniciarse por cualquiera en cualquier situación, pero deberían basarse en evidencia médica y científica o en consensos de expertos. Las competencias en primeros auxilios incluyen:

- Reconocer, valorar y dar prioridad a la necesidad de primeros auxilios **Figura 1-2**.
- Proveer cuidados con uso de conocimientos, destrezas y conductas apropiados.
- Reconocer sus limitaciones y buscar atención adicional, cuando se requiera.

Los primeros auxilios no sustituyen a la atención médica apropiada. Sin embargo, en muchos casos no se requiere atención médica y la persona enferma o lesionada se recuperará de manera segura.

Antes de ayudar, realice las acciones apropiadas

2

▶ Introducción

Ésta puede ser una de las secciones más importantes de este manual y usted debe considerar las acciones mencionadas en ella antes de ayudar a una persona súbitamente lesionada o enferma.

Usted ha detectado la emergencia y ha decidido ayudar. *Véase* página 3.

1. *Determine las dimensiones del escenario. Véase* página 8.
   - ¿Hay riesgos importantes presentes?
   - ¿Cuántas personas están involucradas? Para múltiples personas, *véanse* páginas 121-122.
   - ¿Qué pasó?
   - ¿Cuál es su primera impresión acerca de lo que pudiese estar mal con la persona?
   - ¿Hay transeúntes disponibles para auxiliarlo?
2. *Pregunte si puede usted ayudar.* Si la persona acepta, próvéale los primeros auxilios. Si se rechaza su ayuda y la lesión o enfermedad es grave, llame al 9-1-1 (en Estados Unidos, o al número local de emergencias). Si la persona no responde, usted puede asumir legalmente que aceptaría su ayuda. Para un niño,

Capítulo
en un vistazo

obtenga el permiso de un padre o tutor legal antes de proveerle los primeros auxilios. Si no está presente un padre o tutor legal, usted puede asumir legalmente que tiene el permiso de esa persona para ayudar a su hijo. *Véanse* páginas 10-11.

3. *Busque cuidados médicos, si se requieren.* Dependiendo de la gravedad de la lesión o enfermedad y las circunstancias llame al 9-1-1 para solicitar servicios de emergencias médicas (SEM), o lleve a la persona a una instalación médica. Si usted se encuentra en un edificio comercial, otra opción es entrar en contacto con el equipo de respuestas de emergencia o el personal de seguridad de la compañía. Tal vez usted decida buscar atención médica de inmediato al encontrar a una persona con un trastorno grave o después de que determinó qué es lo que está mal y le brindó los primeros auxilios. *Véanse* páginas 9-10.

4. *Prevención de la transmisión de enfermedades.* Evite el contacto con la sangre y otros líquidos corporales mediante el empleo de equipo de protección personal (EPP). Los guantes desechables, que suelen encontrarse en los equipos de primeros auxilios, son el tipo de EPP de uso más frecuente **Hoja de destrezas 2-1**. El EPP de uso o disponibilidad menos frecuente incluye mascarillas faciales con válvula unidireccional para la reanimación cardiopulmonar (RCP) y protección ocular como gafas o escudos faciales que protegen contra el rocío o las salpicaduras de sangre u otros líquidos corporales. También es eficaz el lavado de manos para prevenir la transmisión de enfermedades. *Véanse* páginas 11-13.

Nota: Recuerde que cada situación es diferente. Dependiendo de su relación con la persona (p. ej., cónyuge, padre), usted tal vez no necesite usar EPP si conoce sus antecedentes de salud.

Hoja de destrezas

2-1   Retiro de los guantes

Nota: **NO** toque el exterior de guante alguno con su mano desnuda.

© Jones & Bartlett Learning.

1 Empiece con retirar un guante. Tómelo desde el exterior, cerca de la muñeca.

© Jones & Bartlett Learning.

2 Haga tracción suave del guante para extraerlo, mientras mantiene el interior volteado.

Hoja de destrezas (*continuación*)

2-1   **Retiro de los guantes**

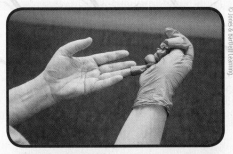

3 Una vez retirado, sujételo con la mano enguantada.

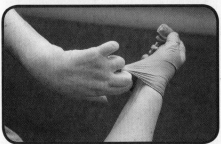

4 Para retirar el segundo guante, deslice dos dedos de su mano desnuda al interior del guante restante por la muñeca.

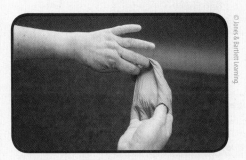

5 Estire con suavidad el guante alejándolo de la mano y haga tracción suave para extraerlo, manteniendo el interior volteado hacia afuera. El primer guante se mantiene dentro del segundo.

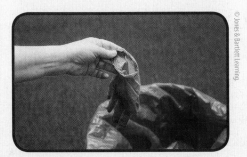

6 Deseche los guantes en un recipiente de riesgos biológicos o una bolsa de plástico sellada. Lave sus manos con jabón y agua corriente. Si no dispone de ello, utilice un desinfectante de manos con base en alcohol.

▶ Determinación del tamaño del escenario

Usted debería hacer una determinación del tamaño del escenario cada vez que responda ante una emergencia. Conforme usted se acerca al escenario, hágase una serie de preguntas **Diagrama de flujo 2-1**.

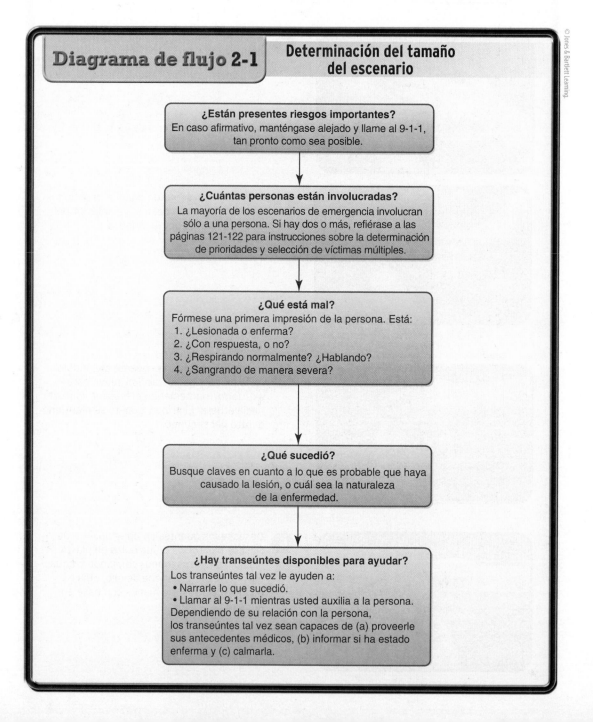

Diagrama de flujo 2-1

Determinación del tamaño del escenario

¿Están presentes riesgos importantes?
En caso afirmativo, manténgase alejado y llame al 9-1-1,
tan pronto como sea posible.

¿Cuántas personas están involucradas?
La mayoría de los escenarios de emergencia involucran
sólo a una persona. Si hay dos o más, refiérase a las
páginas 121-122 para instrucciones sobre la determinación
de prioridades y selección de víctimas múltiples.

¿Qué está mal?
Fórmese una primera impresión de la persona. Está:
1. ¿Lesionada o enferma?
2. ¿Con respuesta, o no?
3. ¿Respirando normalmente? ¿Hablando?
4. ¿Sangrando de manera severa?

¿Qué sucedió?
Busque claves en cuanto a lo que es probable que haya
causado la lesión, o cuál sea la naturaleza
de la enfermedad.

¿Hay transeúntes disponibles para ayudar?
Los transeúntes tal vez le ayuden a:
• Narrarle lo que sucedió.
• Llamar al 9-1-1 mientras usted auxilia a la persona.
Dependiendo de su relación con la persona,
los transeúntes tal vez sean capaces de (a) proveerle
sus antecedentes médicos, (b) informar si ha estado
enferma y (c) calmarla.

▶ Búsqueda de atención médica

Usted debería definir cuándo se requiere atención médica y cómo obtenerla. Esto incluye aprender cómo y cuándo tener acceso a SEM llamando al 9-1-1 o al número local de emergencias, cómo activar el sistema de respuesta de emergencias en el sitio y cómo entrar en contacto con el centro de control de intoxicaciones (1-800-222-1222, en Estados Unidos) **Figura 2-1**.

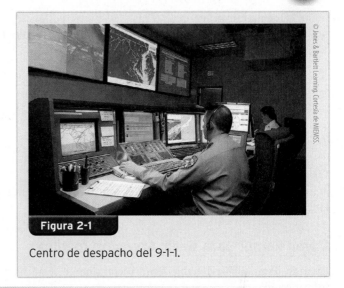

Figura 2-1

Centro de despacho del 9-1-1.

Cuándo llamar al 9-1-1

No toda cortada requiere puntos de sutura, ni toda quemadura necesita atención médica. Es probable que usted enfrente el dilema de llevar a la persona al hospital o llamar al 9-1-1. De acuerdo con el American College of Emergency Physicians (ACEP), usted debería llamar al 9-1-1 o al número local de emergencias para pedir ayuda si su respuesta es "sí" a cualquiera de las siguientes preguntas:

- ¿La condición pone en riesgo la vida?
- ¿Es factible que empeore la situación en el camino al hospital?
- ¿Si usted mueve a la persona, le causará mayor lesión?
- ¿Necesita la persona las destrezas o el equipo de SEM?
- ¿La distancia o el tráfico causarían un retraso para llevar a la persona al hospital?

Si no está seguro en cuanto a la respuesta a las preguntas anteriores, llame al 9-1-1 y un despachador entrenado lo asesorará. Es mejor estar seguro y llamar al 9-1-1 cuando haya duda.

El ACEP también recomienda el transporte inmediato de las personas con los siguientes trastornos:

- Dificultad respiratoria, en especial si no mejora con el reposo.
- Dolor o compresión de la porción superior del abdomen o de pecho con duración de 2 minutos o más.
- Un latido cardiaco rápido (más de 120 a 150 latidos por minuto) en reposo, en especial si está vinculado con disnea o un desmayo.
- Desmayo o falta de respuesta.
- Dificultad para hablar, o entumecimiento o debilidad de cualquier parte del cuerpo.
- Mareo súbito.
- Confusión o cambios del estado mental, conducta inusual o dificultad para caminar.
- Ceguera o cambios de visión súbitos.
- Hemorragia de cualquier herida que no se detenga con la compresión directa.
- Huesos rotos visibles a través de una herida abierta o una pierna rota.
- Ahogamiento.
- Asfixia.

- Quemadura grave.
- Reacción alérgica, en especial si hay alguna dificultad respiratoria.
- Temperatura corporal en extremo caliente o fría.
- Intoxicación o sobredosis de drogas.
- Cefalea súbita intensa.
- Cualquier dolor súbito o intenso.
- Vómito o diarrea intensos o persistentes.
- Tos o vómito de sangre.
- Emergencias conductuales (amenaza de lesionarse o matarse, o hacerlo a alguna otra persona).

Por supuesto, esta lista no representa todos los signos y síntomas que pudiesen indicar una emergencia médica. Cuando no esté seguro, llame al 9-1-1.

Cómo llamar para pedir atención médica

Cuando llame al 9-1-1 hable lenta y claramente. Esté listo para dar al despachador la siguiente información:

- La localización de la persona.
- El número telefónico del que usted está hablando y su nombre.
- Una breve reseña de lo que sucedió.
- El número de personas que necesitan ayuda y cualquier circunstancia especial en el escenario.
- Una descripción del estado de la persona y lo que se está haciendo.

Escuche lo que el despachador le diga que haga. De ser necesario, escriba las instrucciones. No cuelgue hasta que el despachador le diga que lo haga. Manténgase con la persona que requiere ayuda hasta que arribe el SEM.

Servicio 9-1-1

De acuerdo con la National Emergency Number Association, más de 98% de la gente en Estados Unidos y Canadá está cubierta por algún tipo de servicio 9-1-1. Muchas zonas también cuentan con un 9-1-1 mejorado, que permite al despachador ver el número del teléfono de quien llama y su dirección si la llamada se hace por una línea de tierra. No obstante, cuando usted llama al 9-1-1 de un teléfono celular, el servicio mejorado no es capaz de identificar su dirección exacta, porque las señales del teléfono sólo proveen una localización general. Debido a esta diferencia clave, asegúrese de conocer la dirección o localización exacta para proveerla al despachador del servicio 9-1-1.

▶ Aspectos legales de los primeros auxilios

Tal vez usted no esté obligado legalmente a ayudar a otra persona lesionada o enferma, pero la mayoría cree que ayudar a otros es una obligación moral. Usted debe ayudar cuando tenga la obligación legal de actuar **Figura 2-2**:

- Si el empleo lo requiere (p. ej., descripción del empleo).
- Si hay una relación previa (p. ej., padre-hijo, maestro-estudiante, conductor-pasajero).

Las leyes del buen samaritano proveen protección razonable contra litigios y alientan a las personas a ayudar a otros durante una emergencia. Dichas leyes varían de un estado a otro, pero, en general, deben cumplir con las siguientes condiciones:

- Que se actúe con buena intención.
- Que se provean los cuidados sin esperar compensación.
- Que se actúe dentro de los alcances del entrenamiento.
- Que no se actúe en una forma notoriamente negligente (descuidada).

Las acciones negligentes incluyen:

- Proveer cuidados inferiores a los estándar.
- No proveer cuidados cuando se tiene la obligación legal de actuar.
- Causar daño o lesión.
- Tomar acciones que rebasen el nivel de entrenamiento.
- Abandonar a la persona (iniciar la atención y después interrumpirla, o abandonarla sin asegurarse de que un rescatista con el mismo nivel de entrenamiento o mayor continúe su atención).

Siempre obtenga consentimiento (permiso) antes de proveer los primeros auxilios. Los tipos de consentimiento incluyen:

- Informado: expresar a la persona que usted está entrenado y lo que hará, y preguntar si puede ayudar.
- Implícito: se asume el consentimiento de una persona que no responde o es incompetente.
- Para los niños: debe obtenerse consentimiento de un padre o tutor legal, a menos que no esté disponible, circunstancia en la que es factible asumir un consentimiento implícito.

▶ Prevención de la transmisión de enfermedades

Los líquidos corporales (como sangre, saliva y heces) a veces llegan a portar microorganismos que producen enfermedades. Tome las precauciones estándar (también conocidas como precauciones universales o aislamiento respecto de sustancias corporales) **Diagrama de flujo 2-2** para proteger contra enfermedades como:

- SIDA/infección por VIH
- Virus de hepatitis B
- Virus de hepatitis C
- Tuberculosis
- Meningitis

Evite el contacto con sangre y otros líquidos corporales mediante el uso de EPP, que incluye:

- Guantes desechables de látex, nitrilo o vinilo (use guantes sin látex, de ser posible, porque algunas personas son alérgicas) **Figura 2-3** .
- Protección ocular (gafas).
- Un dispositivo de barrera respecto de la boca (mascarilla facial) cuando provea RCP **Figura 2-4** .

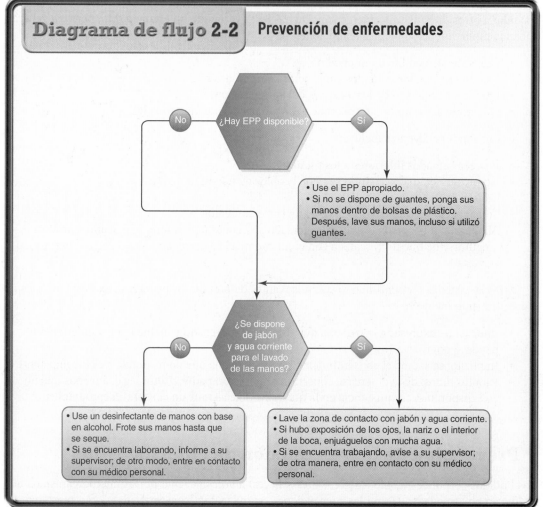

Diagrama de flujo 2-2 | Prevención de enfermedades

¿Hay EPP disponible?

No — Sí

- Use el EPP apropiado.
- Si no se dispone de guantes, ponga sus manos dentro de bolsas de plástico. Después, lave sus manos, incluso si utilizó guantes.

¿Se dispone de jabón y agua corriente para el lavado de las manos?

No — Sí

- Use un desinfectante de manos con base en alcohol. Frote sus manos hasta que se seque.
- Si se encuentra laborando, informe a su supervisor; de otro modo, entre en contacto con su médico personal.

- Lave la zona de contacto con jabón y agua corriente.
- Si hubo exposición de los ojos, la nariz o el interior de la boca, enjuáguelos con mucha agua.
- Si se encuentra trabajando, avise a su supervisor; de otra manera, entre en contacto con su médico personal.

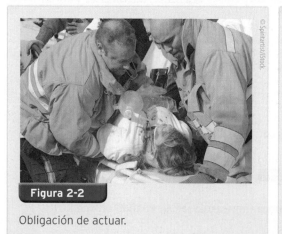

Figura 2-2

Obligación de actuar.

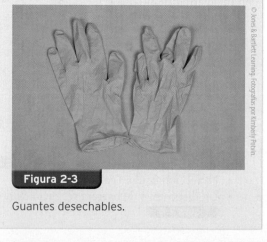

Figura 2-3

Guantes desechables.

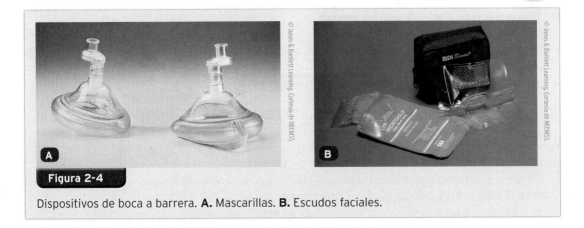

Figura 2-4

Dispositivos de boca a barrera. **A.** Mascarillas. **B.** Escudos faciales.

Limpieza ante una salpicadura de sangre

1. Use EPP.
2. Retire la sangre con toallas de papel.
3. Rocíe o lave la zona con una parte de blanqueador líquido en nueve partes de agua, y deje que se seque al aire.
4. Deseche los materiales en un recipiente de riesgos biológicos. Si no hay uno disponible, póngalos en bolsas dobles de plástico.
5. Cuando termine, lávese las manos.

Cómo lavarse las manos

Lave sus manos como sigue, de ser posible, antes y después de proveer los primeros auxilios (incluso si usó guantes) **Figura 2-5**:

1. Lave sus manos con jabón y agua corriente (tibia, cuando haya disponible).
2. Frote todas las superficies de las manos entre sí durante 15 a 20 segundos.
3. Enjuague el jabón con agua corriente.
4. Seque sus manos con una toalla limpia o de papel.

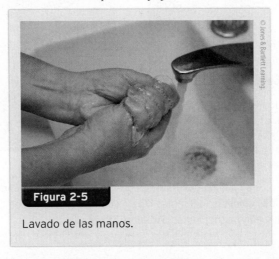

Figura 2-5

Lavado de las manos.

▶ Encuentre qué está mal

Durante situaciones de emergencia es crucial que usted sepa qué hacer y qué no Diagrama de flujo 2-3 . El encontrar lo que está mal ayuda a disminuir el pánico y a asegurar que se provean los primeros auxilios apropiados de manera segura Hoja de destrezas 2-2 .

El dicho "Encuéntrelo, arréglelo" resalta la idea de que usted no es capaz de proveer primeros auxilios, a menos que sepa lo que está mal. La mayoría de las personas enfermas o lesionadas no requiere una valoración completa; usted con toda probabilidad sólo necesitará preguntarles su manifestación principal Figura 2-6 , proceso que le permitirá actuar con rapidez y decisión ante situaciones agitadas de emergencia.

Si usted encuentra un problema significativo durante la valoración, deténgase y dé tratamiento. Para una manifestación principal que implique una enfermedad, usted no tendrá posibilidad de diagnosticar la causa exacta. En lugar de ello, determine si es suficientemente grave para requerir cuidados médicos. Una medalla o pulsera de identificación médica a veces resulta de ayuda para identificar qué está mal con una persona Figura 2-7 . Si la persona requiere atención médica, transmita toda la información que encuentre durante su valoración al personal de SEM o a los proveedores de atención sanitaria.

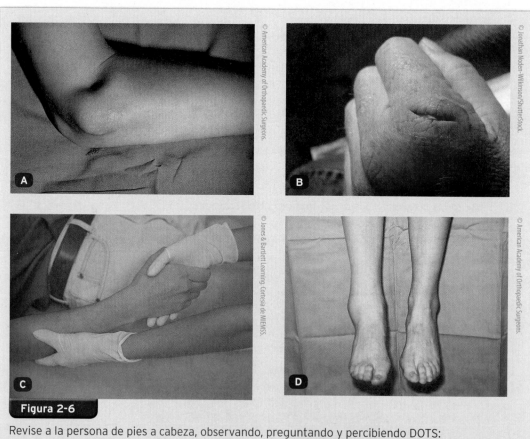

Figura 2-6

Revise a la persona de pies a cabeza, observando, preguntando y percibiendo DOTS: **D**eformidades **(A)**; heridas abiertas (del inglés **O**pen wounds) **(B)**; hipersensibilidad (dolor) (del inglés **T**enderness) **(C)**; y edema (del inglés **S**welling) **(D)**.

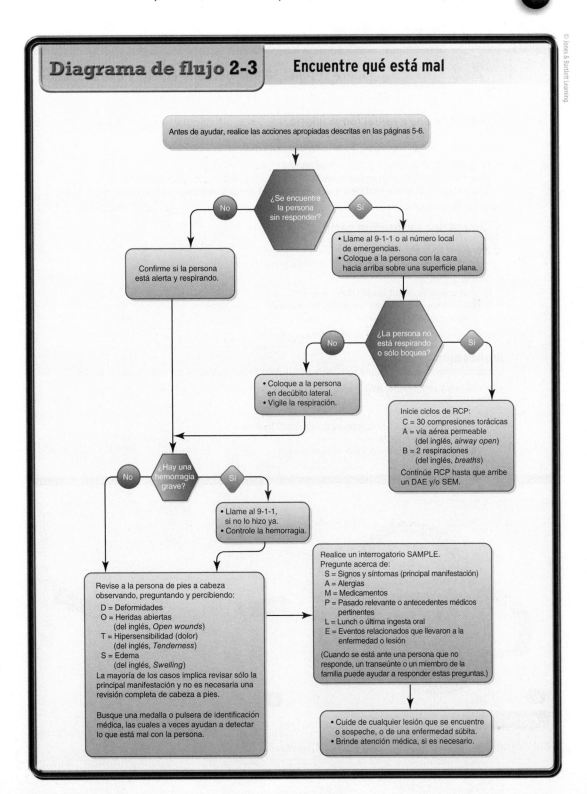

Diagrama de flujo 2-3 — Encuentre qué está mal

Antes de ayudar, realice las acciones apropiadas descritas en las páginas 5-6.

¿Se encuentra la persona sin responder?

No

Sí

- Llame al 9-1-1 o al número local de emergencias.
- Coloque a la persona con la cara hacia arriba sobre una superficie plana.

Confirme si la persona está alerta y respirando.

¿La persona no está respirando o sólo boquea?

No

Sí

- Coloque a la persona en decúbito lateral.
- Vigile la respiración.

Inicie ciclos de RCP:
  C = 30 compresiones torácicas
  A = vía aérea permeable
      (del inglés, *airway open*)
  B = 2 respiraciones
      (del inglés, *breaths*)
Continúe RCP hasta que arribe un DAE y/o SEM.

¿Hay una hemorragia grave?

No

Sí

- Llame al 9-1-1, si no lo hizo ya.
- Controle la hemorragia.

Revise a la persona de pies a cabeza observando, preguntando y percibiendo:

D = Deformidades
O = Heridas abiertas
    (del inglés, *Open wounds*)
T = Hipersensibilidad (dolor)
    (del inglés, *Tenderness*)
S = Edema
    (del inglés, *Swelling*)

La mayoría de los casos implica revisar sólo la principal manifestación y no es necesaria una revisión completa de cabeza a pies.

Busque una medalla o pulsera de identificación médica, las cuales a veces ayudan a detectar lo que está mal con la persona.

Realice un interrogatorio SAMPLE.
Pregunte acerca de:
  S = Signos y síntomas (principal manifestación)
  A = Alergias
  M = Medicamentos
  P = Pasado relevante o antecedentes médicos
      pertinentes
  L = Lunch o última ingesta oral
  E = Eventos relacionados que llevaron a la
      enfermedad o lesión
(Cuando se está ante una persona que no responde, un transeúnte o un miembro de la familia puede ayudar a responder estas preguntas.)

- Cuide de cualquier lesión que se encuentre o sospeche, o de una enfermedad súbita.
- Brinde atención médica, si es necesario.

Hoja de destrezas

2-2   Indague qué está mal en una persona alerta y que responde

1 Realice una evaluación primaria.

Haga contacto ocular, preséntese y pregunte si puede ayudar

- Pregunte "¿Qué sucedió?" y "¿Dónde se lesionó?"
- Revise el cuerpo en busca de cualquier hemorragia grave; si la encuentra, contrólela.
- Si la persona está gravemente lesionada, llame al 9-1-1 o pida a otra persona transeúnte que lo haga.

Haga que la persona cambie a una posición cómoda (acostada o apoyada sobre un objeto estable).

2 Haga una evaluación secundaria.

Exploración física

Revise a la persona de cabeza a pies observando, preguntando y percibiendo DOTS:

- D = Deformidades
- O = Heridas abiertas (del inglés *Open wounds*)
- T = Hipersensibilidad (dolor) (del inglés *Tenderness*)
- S = Edema (del inglés *Swelling*)

Busque una medalla o brazalete de identificación médica.

Interrogatorio SAMPLE

Use la mnemotecnia SAMPLE para ayudarle a identificar lo que pudiese estar mal. Pregunte sobre:

- S = Signos y síntomas (manifestación principal)
- A = Alergias
- M = Medicamentos
- P = Pasado relevante o antecedentes médicos pertinentes
- L = Lunch o última ingesta oral
- E = Eventos que llevaron a la lesión o enfermedad

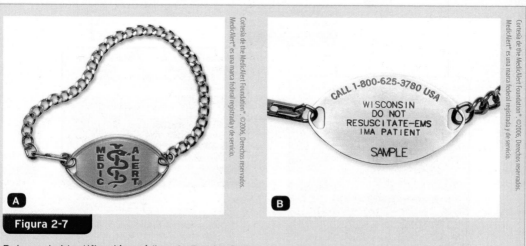

A

CALL 1-800-625-3780 USA
WISCONSIN
DO NOT
RESUSCITATE—EMS
IMA PATIENT
SAMPLE

B

Figura 2-7

Pulsera de identificación médica. **A.** Frente. **B.** Reverso.

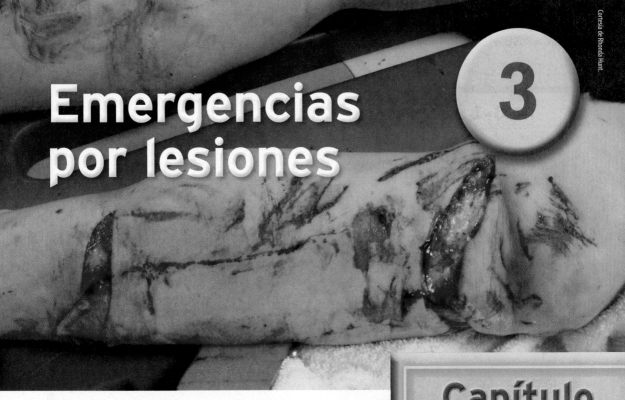

Emergencias por lesiones

3

▶ Control de hemorragias

Antes de ayudar, realice las acciones apropiadas descritas en las páginas 5-6.

Evite el contacto con la sangre poniéndose guantes de exploración médica desechables. Si no dispone de ellos, utilice una bolsa de plástico, apósitos adicionales o ropas limpias, o haga que la persona aplique presión con su propia mano, de ser posible.

Siga los siguientes pasos para controlar una hemorragia **Hoja de destrezas 3-1**:

- Coloque un apósito de gasas sobre la herida. Si no hay gasa disponible, utilice su mano enguantada.
- Aplique compresión directa utilizando la parte plana de los dedos o la palma de la mano y/o un vendaje a presión (p. ej., vendaje circular) **Figura 3-1**.
- Si el apósito se humedece con la sangre, añada más sobre el primero y comprima más fuerte y ampliamente sobre la herida.
- **NO** retire o aplique presión alguna sobre un objeto encajado.
- **NO** aplique presión sobre una herida en la cabeza (en su lugar presione suavemente con apósitos voluminosos en la herida).

Capítulo en un vistazo

Hoja de destrezas

3-1   Control de hemorragias

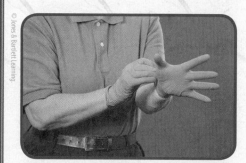

1 Póngase guantes y exponga la herida. Si no se dispone de guantes, improvise una barrera (p. ej., bolsa u hoja de plástico, apósitos adicionales o lienzos). Si no se dispone de ello, haga que la persona aplique presión con su propia mano.

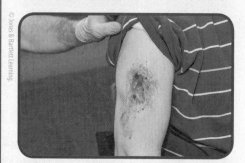

2 Cubra la herida con un apósito estéril o limpio.

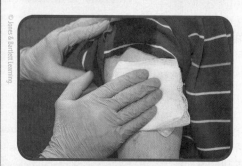

3 Aplique compresión directa con la parte plana de sus dedos o palma de la mano sobre la herida hasta que se detenga la hemorragia. Si no cuenta con un apósito, utilice su mano enguantada.

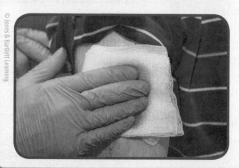

4 Si la hemorragia no se detiene en 10 minutos, añada más apósitos al primero y oprima más fuerte sobre una zona más amplia. **NO** retire los apósitos ensangrentados; en su lugar, añada nuevos sobre los anteriores.

© Jones & Bartlett Learning.

Hoja de destrezas (*continuación*)

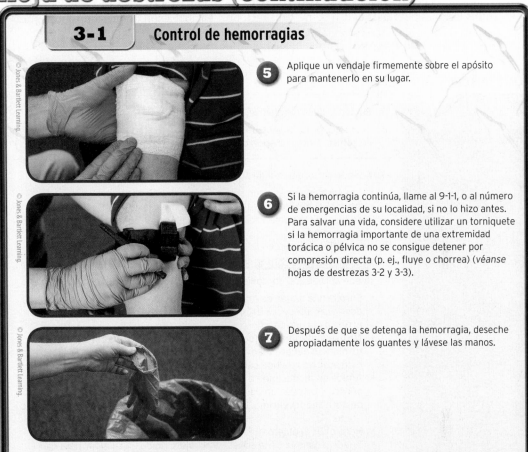

3-1   Control de hemorragias

5 Aplique un vendaje firmemente sobre el apósito para mantenerlo en su lugar.

6 Si la hemorragia continúa, llame al 9-1-1, o al número de emergencias de su localidad, si no lo hizo antes. Para salvar una vida, considere utilizar un torniquete si la hemorragia importante de una extremidad torácica o pélvica no se consigue detener por compresión directa (p. ej., fluye o chorrea) (*véanse* hojas de destrezas 3-2 y 3-3).

7 Después de que se detenga la hemorragia, deseche apropiadamente los guantes y lávese las manos.

© Jones & Bartlett Learning.

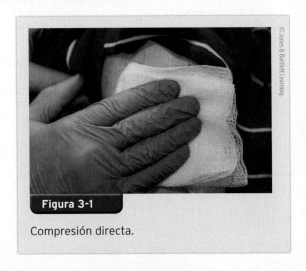

Figura 3-1

Compresión directa.

- **NO** eleve un miembro torácico o pélvico o aplique compresión en un punto de presión para controlar la hemorragia. No hay datos de que estas técnicas sean eficaces y pueden agravar otras lesiones o retrasar el uso de mejores métodos. La aplicación de presión sobre puntos específicos (p. ej., arterias humeral, femoral) puede ser difícil.

Qué buscar	Qué hacer
La hemorragia está controlada	1. Cuidados de la herida (refiérase a las páginas 23-26). 2. Si es necesario, busque atención médica para limpieza, aplicación de puntos de sutura o inmunización contra el tétanos.
La hemorragia continúa	1. Aplique un torniquete de 5 a 7 cm por arriba de la herida **Figura 3-2**. • Los torniquetes se usan sólo en los miembros torácicos y pélvicos. • Apriete el torniquete hasta que la hemorragia cese, después asegúrelo en su lugar. Si la hemorragia continúa, aplique un segundo torniquete cerca del primero. 2. Los torniquetes comerciales parecen ser mejores que los improvisados **Hoja de destrezas 3-2**. Si no está disponible un torniquete comercial, se puede aplicar uno improvisado **Hoja de destrezas 3-3**: • Enrolle una banda de material suave (p. ej., vendaje triangular plegado) dos veces alrededor del miembro torácico o pélvico y casi 5 a 7 cm por arriba de la herida. • **No** use materiales angostos (p. ej., cinturón, cuerda o cordón; el torniquete deberá tener de 5 a 10 cm de ancho), materiales distensibles, o dispositivos de tipo cable elástico. • Anude un medio nudo o un nudo simple sobre el miembro torácico o pélvico y coloque un objeto rígido corto (p. ej., fragmento de madera, destornillador) encima. Después haga un nudo cuadrado sobre el objeto rígido. • Haga girar el objeto rígido hasta que se detenga la hemorragia. • Anude o aplique cinta adhesiva al objeto rígido en su lugar para fijar el torniquete y evitar que se suelte. 3. **NO** cubra, retire o libere un torniquete. Escriba "TQ" (por torniquete) y la hora en que se aplicó sobre un fragmento de cinta adhesiva, y péguelo en la frente de la persona.
La hemorragia todavía continúa	1. Aplique un apósito hemostático si: • La presión directa no es eficaz para controlar la hemorragia. • No se dispone de un torniquete, es ineficaz o no es factible aplicarlo (p. ej., la herida se encuentra en el abdomen, el tórax, el dorso). 2. Aplique un apósito hemostático en combinación con la compresión directa, seguido por un vendaje a presión. Ciertos apósitos de hemostasia han mostrado ser eficaces y seguros **Figura 3-3**. 3. Llame al 9-1-1, o al número de emergencias de su localidad, si no lo hizo antes.

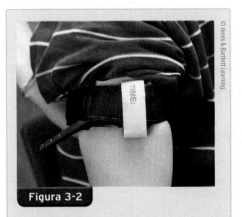

© Jones & Bartlett Learning.

Figura 3-2

Un torniquete es un dispositivo con que se rodea una extremidad para detener una hemorragia.

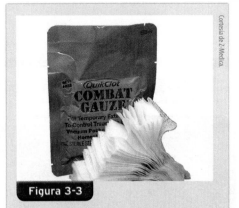

Cortesía de Z-Medica.

Figura 3-3

Los apósitos hemostáticos son de tipo gasa, saturados con un producto que detiene la hemorragia.

Hoja de destrezas

3-2   Aplicación de un torniquete comercial

Aplique un torniquete para salvar la vida del paciente cuando la compresión directa no pueda detener la hemorragia (*véase* hoja de destrezas 3-1: Control de una hemorragia). Llame al 9-1-1, o al número de emergencias de su localidad, si no lo hizo antes.

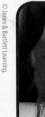

© Jones & Bartlett Learning.

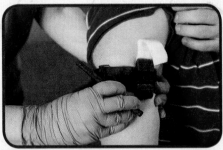

1 Aplique el torniquete firmemente en su lugar 5 cm por arriba de la herida. **NO** lo aplique en ningún otro punto que no sea un miembro torácico o pélvico. **NO** lo aplique sobre una articulación.

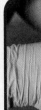

© Jones & Bartlett Learning.

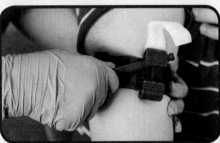

2 Aplique el torniquete girando el cilindro hasta que la hemorragia cese. Asegure el cilindro en su lugar.

Hoja de destrezas (*continuación*)

3-2   Aplicación de un torniquete comercial

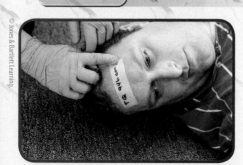

3 Escriba "TQ" (por torniquete) y la hora en que se aplicó sobre un fragmento de cinta adhesiva y péguelo en la frente de la persona. **NO** cubra un torniquete. **NO** libere un torniquete.

Hoja de destrezas

3-3   Aplicación de un torniquete improvisado

Improvise un torniquete para salvar una vida cuando la presión directa no pueda detener una hemorragia (*véase* Hoja de destrezas 3-1) y no se disponga de un torniquete comercial. Llame al 9-1-1, o al número de emergencias de su localidad, si no lo hizo antes.

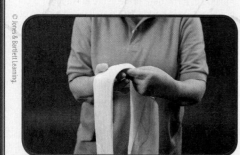

1 Use un vendaje triangular plegado, uno circular ancho o un lienzo similar, plegado en una banda larga de casi 5 cm de ancho y de varias capas de grosor. **NO** use materiales angostos (p. ej., hilo, cuerda, cordón).

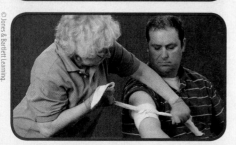

2 Rodee con la banda dos veces el brazo o la pierna 5 cm por arriba de la herida y anude (p. ej., nudo simple). Coloque un acojinamiento bajo la banda. **NO** aplique esto en ningún otro sitio que no sea un miembro torácico o pélvico. **NO** lo aplique sobre una articulación.

Hoja de destrezas (continuación)

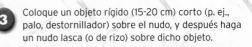

3-3   **Aplicación de un torniquete improvisado**

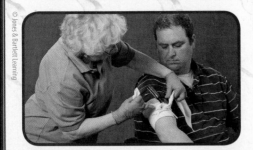

3 Coloque un objeto rígido (15-20 cm) corto (p. ej., palo, destornillador) sobre el nudo, y después haga un nudo lasca (o de rizo) sobre dicho objeto.

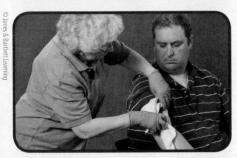

4 Haga girar el objeto hasta que la hemorragia se detenga. Asegure el objeto rígido en su lugar con otra banda de tela o cinta adhesiva para prevenir que se desenrolle.

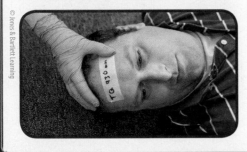

5 Escriba "TQ" (por torniquete) y la hora en que se aplicó, sobre un fragmento de cinta adhesiva y péguelo en la frente de la persona. **NO** cubra un torniquete. **NO** libere un torniquete.

▶ Cuidado de las heridas

Cuando sea posible, cepille sus manos vigorosamente con jabón y agua corriente antes y después de limpiar una herida. Si no se dispone de agua, use un gel desinfectante de manos con base en alcohol.

Heridas poco profundas

1. Lave con suavidad al interior y alrededor de la herida con agua corriente tibia o a temperatura ambiente con o sin jabón. El agua fría es tan eficaz como la tibia, pero también molesta. Si no se dispone de agua corriente, utilice cualquier fuente de agua limpia.

Hoja de destrezas

3-4 | **Aplicación de un vendaje circular en un antebrazo (método espiral)**

Utilice un rollo de venda de 5 cm de ancho para un brazo, o uno de 10 cm para una pierna.

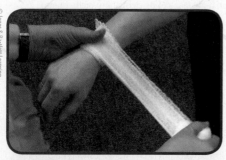

1 Inicie desde abajo y en el borde del apósito. Haga dos giros de anclaje rectos con la venda.

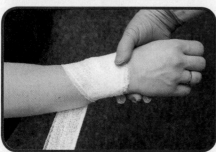

2 Enrolle hacia arriba en dirección de la parte más ancha del miembro torácico o pélvico para hacer más seguro el vendaje.

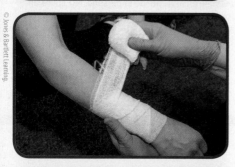

3 Haga una serie de giros cruzados (en ocho) con avance hacia arriba del miembro torácico o pélvico. Cada giro debe cubrir al anterior.

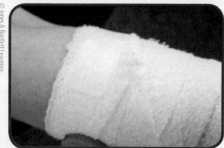

4 Termine con dos giros rectos y fije la venda (p. ej., con cinta adhesiva).

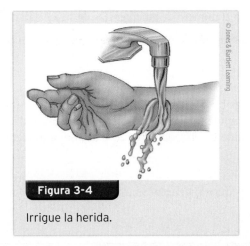

Figura 3-4

Irrigue la herida.

2. Bañe con agua a presión (p. ej., de un grifo) el interior de la herida **Figura 3-4**. Seque la zona con pequeños contactos.
3. Si la hemorragia se reinicia, aplique compresión directa.
4. Aplique una capa delgada de ungüento de antibiótico sobre la herida si la persona no es sensible al medicamento. **NO** aplique peróxido de hidrógeno, alcohol o yodo.
5. Cubra la herida con un apósito estéril o limpio y vendaje.

Heridas graves

1. En caso de una herida con alto riesgo de infección (p. ej., como la de mordedura de un animal, muy sucia o desgarrada, o por punción), límpiela lo mejor que pueda.
2. Cubra con un apósito estéril o limpio sujetado por un vendaje.
3. Brinde los cuidados de shock; evite que la persona se enfríe o sobrecaliente.

Cuándo buscar atención médica

En el American College of Emergency Physicians se recomienda buscar atención médica ante cualquiera de las siguientes situaciones:

- Cortadas largas o profundas que necesitan sutura.
- Cortada sobre una articulación.
- Cortadas por mordedura de animal o ser humano.
- Cortadas que puedan alterar la función de una región corporal, como un párpado o labio.
- Cortadas que retiren todas las capas de la piel, como la rebanada de la punta de un dedo.
- Cortadas causadas por objetos metálicos o heridas punzantes.
- Cortadas sobre una posible fractura ósea.
- Cortadas profundas, irregulares o ampliamente abiertas.
- Cortadas que han dañado los nervios, tendones o articulaciones subyacentes.
- Cortadas en las que está involucrada la inclusión de materiales extraños, como tierra, vidrio, metal o sustancias químicas.
- Cortadas que muestran signos de infección, como edema, eritema, olor fétido, fiebre, pus o líquido que drena.
- Cortadas que incluyen problemas con el movimiento o la sensibilidad, o incremento del dolor.

Llame de inmediato al 9-1-1, o al número de emergencias de su localidad, si:

- La herida aún sangra después de unos minutos de compresión constante firme con un vendaje o tela.
- Se presentan signos de shock.
- La respiración es difícil, por un corte en el cuello o el tórax.
- Si hay un corte en el globo ocular.
- Si hay un corte que ampute total o parcialmente una extremidad.
- Si hay un corte profundo en el abdomen que cause dolor moderado a grave.

Herida infectada

Cualquier herida, grande o pequeña, tiene posibilidad de infectarse. La limpieza apropiada ayuda a prevenir infecciones.

Qué buscar	Qué hacer
• Edema y eritema alrededor de la herida. • Percepción de una temperatura aumentada en comparación con la zona circundante (es decir, la herida se percibe más caliente). • Dolor terebrante. • Secreción de pus. • Fiebre. • Edema de ganglios linfáticos. • Una o más manchas rojas que se extienden desde la herida hacia el corazón (éste es un signo grave de que la infección se está diseminando).	1. Humedecer la herida infectada con agua tibia o aplicar compresas húmedas tibias encima. Separar los bordes de la herida para permitir que escape la pus. 2. Aplicar un ungüento antibiótico. 3. Cambiar los apósitos varias veces al día. 4. Proporcionar medicamentos analgésicos. 5. Buscar atención médica si la infección empeora.

▶ Ampollas

Antes de ayudar, realice las acciones apropiadas descritas en las páginas 5-6.

Los siguientes procedimientos son para ampollas por fricción **Figura 3-5**. NO use estos procedimientos para ampollas relacionadas con la hiedra venenosa, quemaduras o congelación.

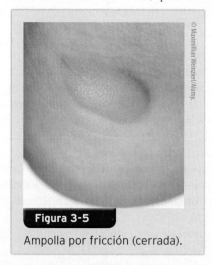

© Maximilian Weinzierl/Alamy.

Figura 3-5

Ampolla por fricción (cerrada).

Qué buscar	**Qué hacer**
Mancha roja (zona roja dolorosa causada por fricción)	1. Dependiendo de la disponibilidad y de la localización de la ampolla alivie la presión de la zona mediante la aplicación de uno de los siguientes: • Vendaje adhesivo (Blist-O-Ban). • Cinta quirúrgica (cinta de papel Micropore). • Cinta elástica (Elastikon). 2. Recorte y redondee los bordes de la cinta para prevenir que se desprenda.
Ampolla cerrada y no muy dolorosa	Dependiendo de la disponibilidad y la localización de la ampolla, use el método más apropiado antes discutido.
Ampolla cerrada y muy dolorosa	1. Limpie la ampolla y una aguja con una torunda de alcohol. 2. Haga varios pequeños orificios en la base de la ampolla con la aguja **Figura 3-6** . **NO** haga un solo agujero grande. Comprima suavemente el líquido para su extracción. **NO** retire la cubierta de la ampolla, a menos que esté desgarrada. 3. Aplique cinta de papel para proteger la cúpula de la ampolla de cualquier desgarro que la desprenda cuando se retire otra cinta superpuesta. 4. Cubra la cinta de papel con cinta elástica o adhesiva. 5. Recorte y redondee los bordes de la cinta para prevenir que se desprenda. 6. Busque signos de infección.
Ampolla muy dolorosa y abierta o desgarrada	1. Utilice tijeras para recortar cuidadosamente la piel muerta. 2. Coloque un apósito adhesivo (Spenco 2nd Skin) sobre la piel denudada. 3. Cubra el apósito de ampolla con cinta de papel. 4. Cubra la cinta de papel con cinta elástica o adhesiva. Recorte y redondee los bordes de la cinta para prevenir que se desprenda. 5. Busque signos de infección.

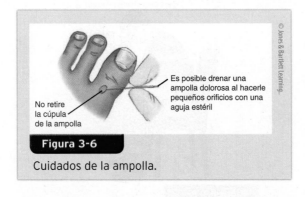

© Jones & Bartlett Learning.

No retire la cúpula de la ampolla

Es posible drenar una ampolla dolorosa al hacerle pequeños orificios con una aguja estéril

Figura 3-6

Cuidados de la ampolla.

▶ Lesiones nasales

Antes de ayudar, realice las acciones apropiadas descritas en las páginas 5-6.

Qué buscar	Qué hacer
Nariz rota • Fue golpeada. • Puede o no estar deformada.	1. Si hay hemorragia, brinde cuidados para la hemorragia nasal. 2. Aplique una compresa helada durante 15 minutos. 3. Se puede retrasar la atención médica. 4. **NO** trate de enderezar una nariz deforme.
Hemorragia nasal • Edema. • Pérdida sanguínea. • Dificultad respiratoria.	1. Si ocurrió un golpe en la nariz, sospeche que está rota. 2. Haga que la persona se siente inclinada hacia adelante **Figura 3-7**. **NO** incline la cabeza hacia atrás o ponga a la persona en decúbito. 3. Comprima las narinas constantemente, cerrándolas durante 10 minutos. Diga a la persona que respire a través de la boca y que no degluta sangre alguna. 4. Si no se detuvo la hemorragia, haga que la persona se suene la nariz con suavidad para eliminar cualquier coágulo sanguíneo ineficaz. Comprima las narinas juntas nuevamente durante 10 minutos. 5. Intente otros métodos, además de la compresión de narinas, como la aplicación de una compresa helada o el rocío de un descongestivo en las narinas. 6. No suele requerirse atención médica. Si la hemorragia recurre o si la nariz está rota, busque atención médica.
Cuerpo extraño en la nariz (una circunstancia médica que ocurre principalmente en los niños)	Trate de retirar un objeto mediante uno o más de los siguientes métodos: 1. Haga que la persona se suene suavemente la nariz, mientras comprime la narina opuesta. 2. Si se observa un objeto haga tracción con pinzas. **NO** empuje el objeto más profundamente. 3. Haga que la persona estornude exponiéndola a la pimienta. 4. Busque atención médica si no se consigue retirar el objeto.

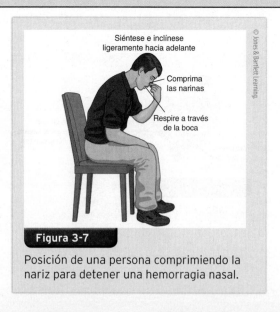

Siéntese e inclínese
ligeramente hacia adelante

Comprima
las narinas

Respire a través
de la boca

© Jones & Bartlett Learning

Figura 3-7

Posición de una persona comprimiendo la
nariz para detener una hemorragia nasal.

▶ Lesiones odontológicas

Antes de ayudar, realice las acciones apropiadas descritas en las páginas 5-6.

Busque atención odontológica para toda lesión de dientes —en la mayoría de los casos, tan pronto como sea posible—.

Qué buscar	Qué hacer
Odontalgia	1. Enjuague la boca de la persona con agua tibia.
	2. Use un hilo dental para retirar cualquier alimento atrapado.
	3. Coloque una compresa helada en la parte externa de la mejilla para disminuir el edema.
	4. Si está disponible, utilice un hisopo para aplicar aceite de clavo (eugenol) al diente dolorido.
	5. **NO** coloque ácido acetilsalicílico en el diente dolorido o el tejido de la encía.
	6. Administre analgésicos (p. ej., paracetamol, ibuprofeno).
	7. Consulte a un odontólogo.
Diente roto **Figura 3-8**	1. Recoja el diente o sus fragmentos. Dependiendo de la gravedad de la lesión, un dentista tal vez pueda volverlos a unir.
	2. Enjuague la boca de la persona con agua tibia.
	3. Para el edema sobre la zona lesionada, coloque una compresa helada en la parte externa de la mejilla.
	4. Para el dolor, haga que la persona mantenga al mínimo la exposición al aire mediante mantener la boca cerrada. Adicionalmente, considere proveer analgésicos, que deberían deglutirse.
	5. Si sospecha una fractura de la mandíbula, estabilícela con vendaje bajo el mentón y la parte alta de la cabeza.
	6. Busque un odontólogo tan pronto como sea posible.
	7. Transporte los fragmentos como lo haría con un diente que se expulsó (*véase* más adelante).
Diente desprendido (avulsión) **Figura 3-9**	1. Intente reimplantar el diente (sólo si es uno permanente [de adulto]): • **NO** toque la raíz. • Si el diente está sucio, enjuáguelo en un recipiente con agua tibia. **NO** frote o retire ninguno de los fragmentos de tejido adheridos. • Empuje suavemente el diente dentro de su alveolo, de manera que su borde se corresponda con el adyacente. La persona puede morder suavemente una gasa o un pañuelo colocado entre los dientes.
	2. Si no se puede reimplantar, mantenga el diente desprendido viable, almacenándolo en una solución de (los elementos de la lista siguen un orden de preferencia): • Solución salina equilibrada de Hank • Yema de huevo • Agua de coco • Leche entera Si no se dispone de ninguno de estos líquidos, haga que la persona escupa saliva en un pequeño recipiente, donde se puede colocar el diente. **NO** coloque el diente dentro de la boca. **NO** lo almacene en agua.
	3. Busque un odontólogo tan pronto como sea posible.

(continúa)

Qué buscar	Qué hacer
Diente infectado o con absceso • Edema de las encías. alrededor del diente afectado • Mal aliento. • Dolor que aumenta al percutir el diente con algún metal (p. ej., el mango de una cuchara).	1. Haga que la persona se enjuague la boca varias veces al día con agua tibia. 2. Administre medicamentos analgésicos. **NO** haga que la persona chupe un comprimido de ácido acetilsalicílico y **NO** coloque ácido acetilsalicílico en el diente, sus tejidos o la encía. 3. Puede ser de utilidad aplicar una compresa helada en la mejilla. 4. Use un hilo dental para retirar cualquier alimento atrapado. 5. Busque un odontólogo.
Cavidad, por caries o pérdida de material • Sensibilidad al calor, frío o las cosas dulces. • Sensibilidad al tacto (percuta el diente suavemente con algún metal [p. ej., mango de cuchara] en la parte alta y a los lados; esto aumenta el dolor en el diente afectado).	1. Haga que la persona enjuague su boca con agua tibia. 2. Aplique aceite de clavo (eugenol) con un hisopo de algodón en la cavidad para aminorar el dolor. **NO** lo aplique en las encías o los labios o dentro de las mejillas. 3. Si está disponible, aplique un oclusor temporal con pasta dental de llenado de cavidades. Otras opciones incluyen goma de mascar sin azúcar, cera de una vela o cera para esquíes. 4. Busque a un odontólogo.
Hemorragia bucal	1. Permita que la sangre drene fuera de la boca. 2. Para una lengua que sangra, coloque un apósito sobre la herida y aplique presión. 3. Para un corte en un labio, coloque un apósito enrollado entre éste y la encía, y presione con otro apósito sobre el labio en la parte externa. 4. Busque atención médica.

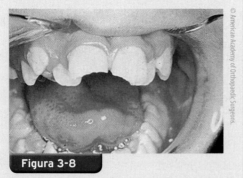

Figura 3-8

Dientes rotos.

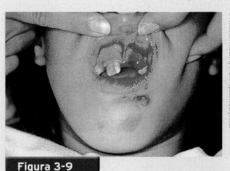

Figura 3-9

Diente desprendido.

▶ Lesiones oculares

Antes de ayudar, realice las acciones apropiadas descritas en las páginas 5-6.

Busque atención médica ante lesiones oculares. **NO** asuma que la lesión de un ojo es menor. Algunas requieren llamar al 9-1-1 tan pronto como sea posible. También se buscará atención médica ante una visión doble, dolor ocular o disminución de la agudeza visual.

Qué buscar	Qué hacer
Golpe en el ojo	1. Aplique una compresa helada alrededor del ojo durante 15 minutos. **NO** la coloque sobre el ojo. 2. Haga que la persona mantenga los ojos cerrados. 3. Busque atención médica.
Objeto laxo en el ojo	Intente cada uno de los siguientes pasos en orden: 1. Haga que la persona parpadee varias veces. 2. Haga tracción del párpado superior y dóblelo sobre el inferior. 3. Irrigue con suavidad el ojo con agua tibia, limpia. 4. Eleve el párpado sobre un hisopo de algodón. Si se observa algún objeto, retírelo con la esquina de una gasa húmeda. 5. Si se tiene éxito, por lo general no se requiere atención médica, a menos que haya dolor continuo o prurito ocular.
Objeto encajado en el ojo	1. **NO** retire el objeto. 2. Para un objeto largo, coloque acojinamiento alrededor para fijarlo y evitar su movimiento, y un vaso de papel o un objeto similar sobre el objeto para protección. 3. Para un objeto corto, coloque un apósito con forma de rosca alrededor del ojo y un vendaje alrededor de la cabeza para sujetarlo en su lugar. 4. Cubra ambos ojos; el movimiento del ojo no lesionado causará desplazamiento del lesionado. 5. Mantenga a la persona en decúbito dorsal. 6. Llame al 9-1-1, o al número de emergencias de su localidad, tan pronto como sea posible.
Corte en el globo ocular	1. **NO** aplique presión al ojo. 2. Cubra ambos ojos con gasas y aplique un vendaje ligero alrededor de la cabeza para sujetarlas en su lugar. 3. Llame al 9-1-1 (al número de emergencias de su localidad) o lleve al paciente a una instalación médica tan pronto como sea posible.
Sustancia química, humo u otro irritante ocular	1. Mantenga el ojo bien abierto; irrigue con agua tibia durante al menos 15 minutos o hasta que arriben los servicios de emergencias médicas (SEM). Si no hay agua corriente disponible, se puede usar solución salina normal u otra para irrigación ocular **Figura 3-10** . 2. Puede ser necesario un vendaje laxo del (los) ojo(s). 3. En caso de una lesión ocular química, entre en contacto con el centro de control de intoxicaciones (1-800-222-1222) en Estados Unidos. Si no está disponible, llame al 9-1-1 en EUA o busque atención médica tan pronto como sea posible.

(continúa)

Qué buscar	Qué hacer
Las quemaduras causadas por la luz (por observar la luz solar o su reflejo desde la nieve o el agua) tal vez no sean dolorosas al principio, pero horas después se tornan muy dolorosas	1. Cubra ambos ojos con lienzos húmedos fríos. 2. Administre analgésicos, si se requieren. 3. Busque asesoría médica.

▶ Lesiones óticas

Antes de ayudar, realice las acciones apropiadas descritas en las páginas 5-6.

Qué buscar	Qué hacer
Objetos atascados al interior del oído	1. **NO** use pinzas o trate de hacer palanca sobre un objeto hacia afuera. 2. Busque atención médica para retirar el objeto. A excepción de las baterías tipo moneda y los insectos vivos, pocos cuerpos extraños se deben retirar de inmediato. 3. Ante un insecto vivo en el conducto auditivo externo, haga pasar una luz pequeña al interior del oído. El insecto tal vez se arrastre hacia afuera al percibir la luz; si no, vierta agua caliente en el oído, y después, drénela. Esto pudiese ahogar al insecto. Independientemente de si está muerto o vivo, se debería hacer la irrigación para extraerlo. Cuando esté drenando el agua, gire la cabeza de lado; si no se puede retirar el insecto, busque atención médica.
Líquidos que provienen del oído (el escurrimiento de sangre o líquido claro indica la posibilidad de una fractura de cráneo)	1. **NO** intente detener el flujo de sangre o líquido claro (que se conoce como cefalorraquídeo; LCR), con o sin sangre, proveniente de un oído. El hacerlo pudiese aumentar la presión del cerebro y causar su daño permanente. 2. Coloque un apósito de gasa estéril sobre el oído y con un vendaje laxo manténgalo en su lugar para prevenir que ingresen bacterias al cerebro. 3. Fije la cabeza y el cuello para evitar sus movimientos. 4. Llame al 9-1-1 o al número de emergencias de su localidad.

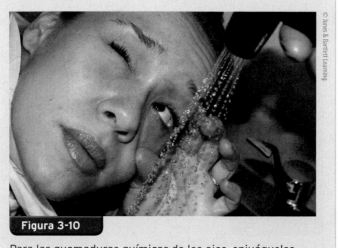

Figura 3-10

Para las quemaduras químicas de los ojos, enjuáguelos con agua colocando el ojo lesionado en la parte baja para evitar la exposición del ojo ileso a la sustancia química.

▶ Objetos atravesados (incrustados)

Antes de ayudar, realice las acciones apropiadas descritas en las páginas 5-6.

Qué buscar	Qué hacer
Astilla (también conocida como esquirla)	1. Retire la astilla con pinzas (puede requerirse usar pinzas estériles para llevarla a una mejor posición para su retiro). 2. Lave la zona con jabón y agua. 3. Aplique ungüento antibiótico. 4. Aplique un vendaje adhesivo.
Un objeto grande (como un cuchillo, lápiz o cilindro de acero) **Figura 3-11**	1. **NO** retire o mueva el objeto. 2. Fije el objeto con un apósito voluminoso o cojinete colocado sobre su base, para evitar que se mueva. 3. Si hay hemorragia, aplique compresión directa alrededor de la base del objeto. **NO** aplique presión en el objeto o en la piel cercana a los bordes filosos del objeto. 4. Si es necesario, disminuya la longitud o peso del objeto al cortarlo o fragmentarlo. 5. Llame al 9-1-1, o al número de emergencias de su localidad, si no lo hizo antes.

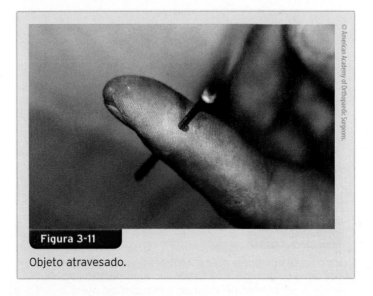

Figura 3-11

Objeto atravesado.

▶ Amputaciones y avulsiones

Antes de ayudar, realice las acciones apropiadas descritas en las páginas 5-6.

Controle la hemorragia al aplicar presión directa y asegurar firmemente un vendaje a presión sobre el muñón o la zona de avulsión. Si la hemorragia continúa, aplique un torniquete o un apósito hemostático. Trate el shock acostando a la persona sobre una superficie plana y cubriéndola.

Qué buscar

Qué hacer

Amputación Figura 3-12

1. Llamar al 9-1-1.
2. Si se amputa una parte del cuerpo, se requiere acción inmediata para su reinserción. Las partes corporales amputadas que se dejan sin enfriar durante más de seis horas tienen poca probabilidad de sobrevivir.
3. Controle la hemorragia por compresión; si no tiene éxito, aplique un torniquete o un apósito hemostático, si está disponible.
4. Cuidados de la porción amputada:
   - Envuelva la porción desprendida en una gasa estéril o un trapo limpio que se haya humedecido con agua (asegúrese de escurrir el exceso de agua).
   - Ponga la parte envuelta en un recipiente a prueba de agua (p. ej., bolsa o envoltura de plástico).
   - Mantenga el fragmento frío al colocar la porción envuelta en un recipiente con hielo. **NO** cubra la parte con hielo o permita que éste lo toque. **NO** la sumerja en agua.
   - Envíe la parte cercenada a la instalación médica junto con la persona lesionada.
5. Si no se encontró la parte amputada, pida a otras personas buscarla, y si se localiza, que se lleve a la instalación médica donde se dirige la persona.

Qué buscar	**Qué hacer**
Avulsión (un colgajo de piel suelto, pero aún unido y colgando del cuerpo) **Figura 3-13**	1. Desplace suavemente la piel de regreso a su posición normal. 2. Cubra con un apósito estéril o limpio y aplique presión. 3. Si continúa la hemorragia, aplique un torniquete o un apósito hemostático, si está disponible.

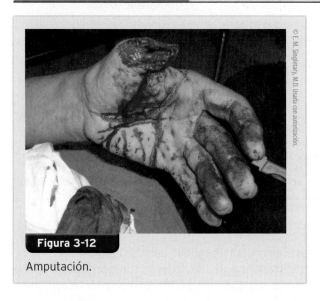

Figura 3-12

Amputación.

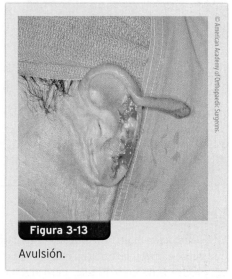

Figura 3-13

Avulsión.

▶ Lesiones de la cabeza

Antes de ayudar, realice las acciones apropiadas descritas en las páginas 5-6.

Sospeche una lesión de la médula espinal en una persona con una lesión cefálica (*véanse* páginas 37-39).

Qué buscar	**Qué hacer**

Herida en el cuero cabelludo	1. Controle la hemorragia por compresión sobre la herida. Coloque nuevamente cualquier colgajo cutáneo en su posición original y aplique presión. Otra opción para controlar la hemorragia es aplicar una compresa helada o una bolsa de frío instantáneo.
	2. Si sospecha una fractura de cráneo, **NO** aplique presión excesiva; esto pudiese incrustar fragmentos de hueso en el cerebro. Presione los bordes de la herida para ayudar a controlar la hemorragia.
	3. Aplique un apósito seco, estéril o limpio.
	4. Mantenga la cabeza y los hombros elevados, si no se sospecha lesión raquídea.
	5. Si la hemorragia continúa, **NO** retire el primer apósito empapado de sangre; en lugar de ello, agregue otro encima.
	6. Llame al 9-1-1, o al número de emergencias de su localidad, si:
	  • La herida es extensa.
	  • Hay daño facial significativo.
	  • Hay signos de conmoción (p. ej., náusea y vómito, cefalea, mareo).

Fractura de cráneo

Qué buscar	Qué hacer

• Dolor.
• Deformidad del cráneo.
• Hemorragia por un oído o la nariz.
• Escape de líquido transparente acuoso por un oído o la nariz (LCR).
• Discoloración alrededor de los ojos o detrás de los oídos, que aparece varias horas después de la lesión.
• Pupilas de tamaño diferente.
• Hemorragia cuantiosa del cuero cabelludo (puede exponerse tejido del cráneo y/o cerebral).
• Penetración o encajamiento de un objeto.
	1. Aplicar un apósito estéril o limpio sobre la herida y mantenerlo en su lugar con presión suave. Se puede aplicar una presión más intensa en los bordes de la herida, para evitar incrustar fragmentos de hueso al cerebro.
	2. Controle la hemorragia por compresión de los bordes de la herida y con suavidad en el centro. Un cojinete con forma de rosca es útil para aplicar presión alrededor de los bordes de una fractura de cráneo que se sospecha **Figura 3-14**.
	3. Llame al 9-1-1, o al número de emergencias de su localidad.
	4. *Precauciones:*
	  • **NO** mueva la cabeza, el cuello o la columna vertebral.
	  • **NO** limpie la herida.
	  • **NO** retire un objeto encajado.
	  • **NO** detenga la sangre o el líquido transparente que drena por un oído o la nariz.
	  • **NO** comprima sobre el área fracturada.

Lesión cerebral (conmoción)

Una conmoción es un tipo de lesión traumática del cerebro por un choque, golpe o sacudida en la cabeza, que puede cambiar la forma en que el órgano normalmente trabaja. Casi todas las conmociones (80 a 90%) se resuelven en siete a 10 días, pero algunas personas requieren mucho más tiempo para recuperarse.

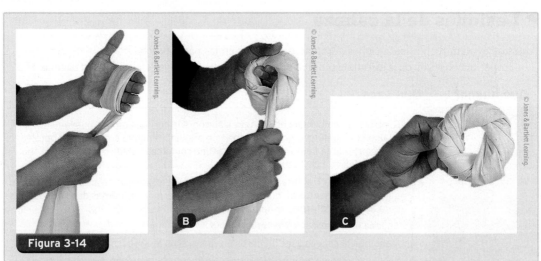

Figura 3-14

Haga una "rosca" para una hemorragia relacionada con una fractura del cráneo y para protección ocular cuando haya un objeto corto encajado. **A.** Con el uso de un vendaje triangular o un trapo limpio, enrolle casi la mitad de su longitud formando un círculo lo suficientemente grande para rodear el área dañada. **B.** Pase el extremo a través del orificio de manera repetida para formar una espiral. **C.** El apósito concluido debe tener un orificio lo suficientemente grande para prevenir la presión sobre el área lesionada.

Qué buscar

Es difícil la detección de una conmoción. Los siguientes signos o síntomas pueden empeorar en minutos u horas:

- Cambios de conducta o personalidad.
- Vista en blanco/aspecto aturdido.
- Cambios en el equilibrio, la coordinación y el tiempo de reacción.
- Habla o respuestas físicas retrasadas o lentas.
- Desorientación, pérdida de memoria (confusión en cuanto a fecha/lugar).
- Pérdida de la capacidad de respuesta (ocurre en menos de 10% de las conmociones).
- Arrastra las palabras/farfulla.
- Dificultad para controlar las emociones.
- Vómito.
- Cefalea.
- Visión borrosa o nebulosa.
- Náusea.
- Mareo.
- Sensibilidad a los ruidos o la luz.

Qué hacer

1. Si no hay respuesta, verifique la respiración. Si ésta se detiene llame al 9-1-1, o al número de emergencias de su localidad, y provea reanimación cardiopulmonar (RCP) (*véanse* páginas 99-103).
2. Si se sospecha una lesión del cuello o si la persona no responde:
   - **NO** mueva la cabeza, el cuello o la columna vertebral.
   - Llame al 9-1-1, o al número de emergencias de su localidad.
3. Busque atención médica tan pronto como sea posible si la persona:
   - Se observa muy mareada o no se puede despertar.
   - Tiene una pupila (la porción negra a la mitad del ojo) mayor que la otra.
   - Presenta una convulsión.
   - No puede reconocer personas o lugares.
   - Se torna más y más confusa, inquieta o agitada.
   - Muestra una conducta inusual.
   - Deja de presentar respuesta.
   - Tiene una cefalea que empeora y/o no desaparece.
   - Presenta vómito o náusea repetidos.
   - Arrastra las palabras.
4. Después de la lesión, la persona debería:
   - Dormir plenamente por la noche y descansar en el día.
   - Evitar los estímulos visuales y sensoriales incluidos videojuegos y música con volumen alto.
   - Participación en actividades normales lentamente, no de inmediato.
   - Evitar las actividades físicas extenuantes que aumentan la frecuencia cardiaca o requieren mucha concentración.
   - Evitar conducir automóvil, bicicleta, operar maquinaria o participar en deportes, hasta que un proveedor de atención sanitaria le haga una valoración.
   - Evitar cualquier cosa que pudiese causar otro golpe a la cabeza o el cuerpo.
   - **NO** usar ácido acetilsalicílico o medicamentos antiinflamatorios, como ibuprofeno o naproxeno, por el riesgo de hemorragia. (Es posible usar paracetamol para la cefalea posconmoción).

▶ Lesiones de la columna vertebral

Antes de ayudar, realice las acciones apropiadas descritas en las páginas 5-6.

Sospeche una lesión de la columna vertebral (incluye cuello, dorso, cadera o pelvis) si una persona:

- Participó en una colisión de vehículos motrices que involucró expulsión, rodamiento, velocidad alta o peatones.
- Participó en otros tipos de colisión de vehículos motorizados (p. ej., motocicleta, patinete eléctrico [*scooter*], vehículo todo terreno, motonieve).

- Participó en una colisión de bicicletas o patinetas.
- Cayó desde una altura mayor a su talla, especialmente si es de edad avanzada.
- Buceó en aguas poco profundas.
- Recibió un golpe en la cabeza.

Tal vez no siempre sea necesario estabilizar por completo a una persona que responde; hacerlo puede ser difícil, impráctico, imposible o peligroso. La persona lesionada se puede clasificar como confiable o no. Una persona *confiable* cumple con los siguientes criterios:

- Se encuentra alerta, sabe su nombre y dónde se encuentra.
- No está intoxicada por fármacos/alcohol.
- Está en calma y coopera.
- Carece de una lesión adicional que pudiese distraerla del dolor de la lesión de la columna vertebral.

Una persona *no confiable* cumple con uno o más de los siguientes criterios:

- Un estado mental alterado o sin respuesta.
- Intoxicación por drogas/alcohol.
- Combativa, confundida.
- Presenta una lesión dolorosa adicional que pudiese distraerle del dolor de una lesión de la columna vertebral.

Qué buscar

Una persona confiable con signos de lesión de la columna vertebral:

- Informa de dolor dorsal, así como de entumecimiento y hormigueo en las extremidades pélvicas.
- Muestra hipersensibilidad/dolor cuando usted recorre toda su espalda con los dedos (si es posible). (Presione cada montículo que corresponde a una vértebra y sobre las depresiones producidas a cada lado cuando usted toque o empuje los huesos de la columna).
- Fracasa en las siguientes pruebas de sensibilidad y movimiento (revise las cuatro extremidades):
  - Porción superior del cuerpo:
    - Pellizque varios dedos de la mano mientras la persona mantiene sus ojos cerrados y pregunte "¿Puede usted sentir esto?" y "¿Qué dedo estoy tocando?"
    - Pregunte "¿Puede usted mover sus dedos?"
    - Haga que la persona le apriete la mano
  - Porción inferior del cuerpo:
    - Pellizque los dedos del pie mientras la persona tiene sus ojos cerrados y pregunte "¿Puede usted sentir esto?" y "¿Qué dedo estoy tocando?"
    - Pregunte "¿Puede usted mover sus dedos del pie?"
    - Haga que la persona empuje y jale la mano de usted con un pie.

Qué hacer

1. Llame al 9-1-1 o al número de emergencias de su localidad. Espere a rescatistas entrenados con equipo apropiado.
2. **NO** intente mover a la persona. Déjela en la posición en que la encontró. Instrúyala para permanecer tan quieta como sea posible. Considere movilizar a una persona sólo por lo siguiente: para proveer RCP, para obtener una vía aérea permeable que estaba bloqueada, para controlar una hemorragia que pone en peligro la vida, o para alcanzar una localización segura.
3. Aplique la estabilización de la columna vertebral colocando sus manos a ambos lados de la cabeza con las palmas sobre los oídos del paciente **Figura 3-15**.
4. **NO** aplique un collarín **Figura 3-16**.
5. Cubra para prevenir la pérdida de calor.

Qué buscar	Qué hacer
Una persona confiable sin signos de daño raquídeo es aquella: • Alerta, no intoxicada y sin lesiones que le distraigan. • Sin informe de dolor de cuello o síntomas neurológicos (p. ej., punzadas, entumecimiento). • Sin hipersensibilidad en el cuello cuando se palpa; sin pérdida de sensibilidad cuando se pellizcan los dedos de manos y pies, y con capacidad para moverlos.	1. Una persona lesionada sin signos de lesión en columna vertebral no requiere estabilización de la misma. 2. Trate otras lesiones (p. ej., heridas, equimosis, fracturas).
Una persona no confiable con signos de una lesión en columna vertebral (*véanse* ejemplos antes descritos).	1. Asuma que existe una lesión medular. 2. Utilice los métodos antes discutidos para estabilizar a la persona.

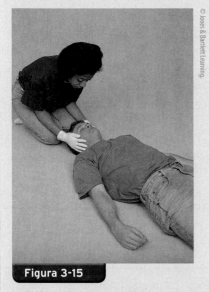

Figura 3-15

Usted puede mantener la estabilización raquídea con el uso de sus manos.

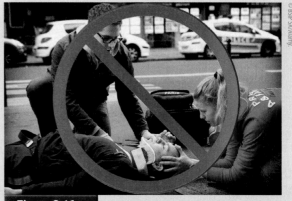

Figura 3-16

NO coloque un collarín a una persona con sospecha de lesión en columna vertebral.

▶ Lesiones del tórax

Antes de ayudar, realice las acciones apropiadas descritas en las páginas 5-6.

Las lesiones del tórax pueden involucrar huesos rotos, lastimaduras por objetos penetrantes, y heridas abiertas o cerradas. Para todas las lesiones del tórax valore lo siguiente:

- DOTS: **D**eformidades, heridas abiertas (del inglés, *Open wounds*), hipersensibilidad (del inglés, *Tenderness*) y edema (del inglés, *Swelling*).
- Frecuencia y/o ruidos respiratorios anormales (p. ej., gorgoteo).
- Defensa muscular (protección de una zona durante el movimiento o el tacto).

Fracturas costales

Qué buscar	Qué hacer

• Dolor agudo cuando la persona hace inspiraciones profundas, tose o se mueve.
• Defensa muscular.
• Hipersensibilidad.
• Respiración poco profunda como resultado de dolor que se presenta con la respiración normal o profunda.
• Equimosis de la piel sobre la lesión (suele ocurrir a lo largo de la parte lateral del tórax).
	1. Ayude a la persona a encontrar una posición cómoda.
	2. Estabilice el tórax:
	  • Al hacer que la persona sostenga una almohada u otro material blando similar sobre la zona, o
	  • Al colocar el brazo lesionado en un cabestrillo y vendar, si es necesario, para controlar el dolor.
	3. **NO** aplique vendajes apretados alrededor del tórax.
	4. Administre medicamentos analgésicos.
	5. Haga que la persona tosa y respire profundamente, incluso si ello duele, unas cuantas veces cada hora para prevenir la neumonía.
	6. Llame al 9-1-1 o al número de emergencias de su localidad.

Tórax inestable

Ocurre un tórax inestable cuando se rompen varias costillas de la misma zona en más de un lugar.

Qué buscar	Qué hacer

• Movimiento de una zona sobre la lesión en dirección opuesta a la del resto del tórax durante la respiración.
• Respiración muy dolorosa y difícil.
• Equimosis sobre la lesión.
• Los mismos signos que en las fracturas costales.
	1. Estabilizar el tórax mediante:
	  • Colocar una almohada o un material blando similar sobre la zona, o el brazo sobre el lado afecta en un cabestrillo y atar (vendar), y
	  • Colocar a la persona sobre el lado lesionado con una cobija o un material blando similar debajo.
	2. **NO** aplicar vendajes apretados alrededor del tórax.
	3. Llamar al 9-1-1.

Objeto penetrante en el tórax

Qué buscar	Qué hacer
Objeto encajado (suele ser fácil de observar)	1. Fijar el objeto en su lugar con compresas voluminosas o lienzos. **NO** trate de retirarlo. 2. Llame al 9-1-1 o al número de emergencias de su localidad.

Herida abierta del tórax

Qué buscar	Qué hacer
• Burbujeo de sangre fuera de una herida en el tórax durante la exhalación. • Sonido de aspiración durante la inhalación.	1. Deje la herida expuesta al aire sin compresa o material impermeable alguno encima. 2. **NO** cubra una herida abierta del tórax, a menos que se use presión directa y una compresa de gasa seca para controlar la hemorragia. Si la compresa se humedece de sangre, sustitúyala para evitar el atrapamiento de aire en el tórax, que pudiese causar la muerte. 3. Llame al 9-1-1 o al número de emergencias de su localidad.

▶ Lesiones abdominales

Antes de ayudar, realice las acciones apropiadas descritas en las páginas 5-6.

NO administre nada de comer o beber. Coloque a la persona sobre su espalda con las rodillas dobladas, si ello no causa dolor. Trate el estado de *shock* y evite que la persona se enfríe o sobrecaliente.

Qué buscar	Qué hacer
Objeto penetrante	1. **NO** retire un objeto penetrante. 2. Estabilice el objeto para evitar que se mueva. 3. Llame al 9-1-1 o al número de emergencias de su localidad.
Órganos que protruyen	1. **NO** trate de regresar al abdomen los órganos que protruyan. 2. **NO** toque los órganos. 3. Cúbralos con un apósito limpio y húmedo **Figura 3-17**. 4. Llame al 9-1-1 o al número de emergencias de su localidad.
Golpe fuerte en el abdomen	1. Gire a la persona sobre un lado y esté alerta porque es de esperar que vomite. 2. Vigile signos de posibles lesiones internas, que incluyen: • Dolor que aumenta gradualmente y tiene posibilidad de tornarse muy intenso. • Dolor que aumenta mucho con movimientos ligeros. • Abdomen muy hipersensible al tacto. • Sangre presente en el vómito o en una evacuación intestinal. • Equimosis de la piel abdominal. 3. Llame al 9-1-1 o al número de emergencias de su localidad.

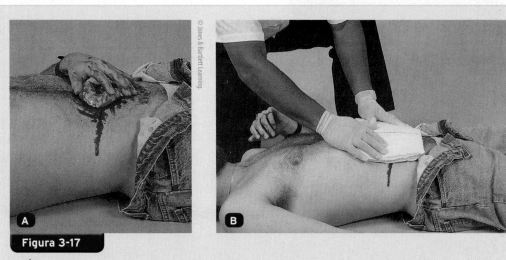

Figura 3-17

A. Órganos que protruyen. **B.** Cubra los órganos que protruyen con un apósito limpio y húmedo.

▶ Lesiones de huesos, articulaciones y músculos

Antes de ayudar, realice las acciones apropiadas descritas en las páginas 5-6.

Para todas las lesiones de huesos, articulaciones y músculos, utilice el procedimiento señalado por las siglas RICE **Hoja de destrezas 3-5** :

R = *Reposo*. **NO** use la parte lesionada.

I = *Hielo* (del inglés, *Ice*). Aplique una compresa helada durante 20 minutos (o 10 minutos si es incómoda) cada 2 a 3 horas durante las primeras 24 a 48 horas siguientes a la lesión.

C = *Compresión*. Aplique un vendaje elástico cuando no esté usando hielo.

E = *Elevación*. Mantenga la parte lesionada por arriba del corazón, tanto como sea posible.

Hoja de destrezas

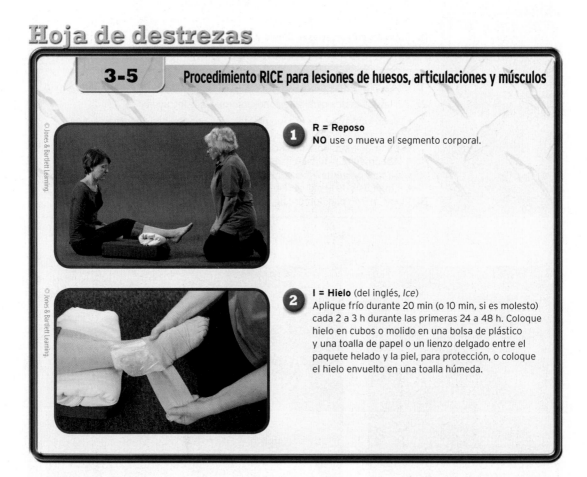

3-5 **Procedimiento RICE para lesiones de huesos, articulaciones y músculos**

1 **R = Reposo**
NO use o mueva el segmento corporal.

2 **I = Hielo** (del inglés, *Ice*)
Aplique frío durante 20 min (o 10 min, si es molesto) cada 2 a 3 h durante las primeras 24 a 48 h. Coloque hielo en cubos o molido en una bolsa de plástico y una toalla de papel o un lienzo delgado entre el paquete helado y la piel, para protección, o coloque el hielo envuelto en una toalla húmeda.

© Jones & Bartlett Learning.

Hoja de destrezas (*continuación*)

3-5   Procedimiento RICE para lesiones de huesos, articulaciones y músculos

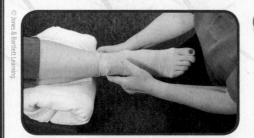

3 **C = Compresión**
Aplique un vendaje elástico cuando no esté usando hielo.

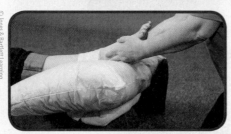

4 **E = Elevación**
Mantenga la parte lesionada más alta que el corazón, tanto como sea posible.

© Jones & Bartlett Learning.

© Jones & Bartlett Learning.

Lesiones óseas (fracturas)

Puede ser difícil definir si un hueso está roto. Cuando haya duda, trate la lesión como si fuese una fractura. Todas las fracturas óseas requieren atención médica, incluso si no es necesario llamar al 9-1-1.

Qué buscar

DOTS:
- Deformidad (compare la parte lesionada con la no lesionada contralateral **Figura 3-18**).
- Herida abierta (del inglés, *Open wound*) **Figura 3-19**.
- Hipersensibilidad y dolor (del inglés, *Tenderness and pain*) (una técnica útil para detectar una fractura es percibir, tocar y presionar a lo largo de un hueso; el informe de hipersensibilidad o dolor por la persona puede indicar una fractura).
- Edema (del inglés, *Swelling*) que se presenta rápidamente.

Qué hacer

1. Sostenga el segmento corporal al transportarse por una distancia corta a una instalación médica o hasta que arribe el SEM. Si se ha retrasado el SEM o si usted está transportando a la persona por una distancia larga:
   - Use el procedimiento RICE.
   - Use un cabestrillo para fijar la parte corporal y evitar su movimiento.
2. **NO** mueva o trate de enderezar una extremidad lesionada (puede hacerse una excepción en terreno salvaje o en localidades remotas).
3. Llame al 9-1-1, o al número de emergencias de su localidad, ante una extremidad azul o en extremo pálida.
4. Si hay hemorragia de una herida abierta en la zona lesionada:
   - Controle la hemorragia al aplicar presión sobre los bordes de la herida.
   - Cubra el hueso expuesto con un apósito estéril. **NO** empuje el hueso.

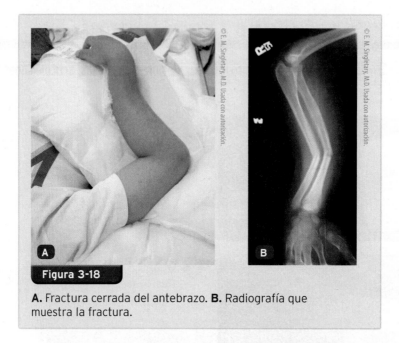

Figura 3-18

A. Fractura cerrada del antebrazo. **B.** Radiografía que muestra la fractura.

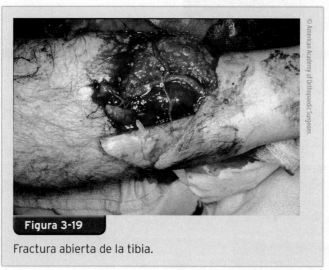

Figura 3-19

Fractura abierta de la tibia.

Guías para la aplicación de férulas

Todas las fracturas y las dislocaciones óseas deberían inmovilizarse antes de mover a la persona. Cuando haya duda, aplique una férula. Es factible usar diversos objetos para estabilizar una fractura o dislocación. El dispositivo puede ser rígido (p. ej., tabla de madera) **Hoja de destrezas 3-6**, o blando (p. ej., almohada) **Hoja de destrezas 3-7**. Una autoférula es aquella en la que la parte corporal lesionada se une a una no

Hoja de destrezas

3-6   Aplicación de una férula rígida en el antebrazo

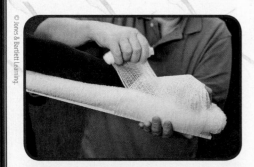

1 Coloque un objeto rígido (p. ej., cartón, tabla, periódico o revista plegados) bajo el antebrazo. Ponga acojinamiento (p. ej., toalla, playera de algodón) entre el objeto rígido y la piel, así como en la palma de la mano (p. ej., venda circular, atado de tela).

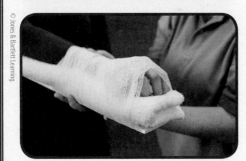

2 Asegure la férula al brazo mediante el empleo de un vendaje circular o vendajes triangulares plegados (conocidos como vendajes en corbata).

3 Coloque el brazo en una férula con vendaje.

Hoja de destrezas

3-7   Aplicación de una férula suave en el antebrazo

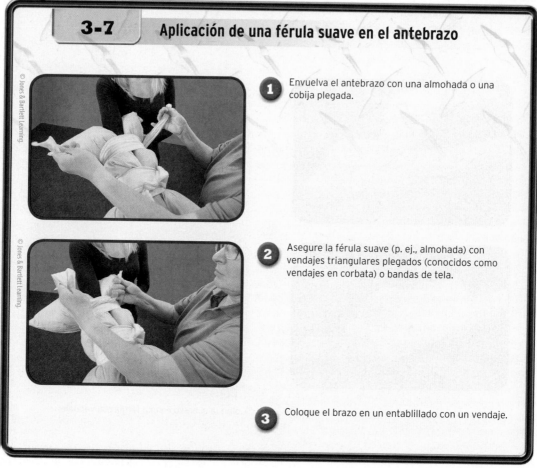

1 Envuelva el antebrazo con una almohada o una cobija plegada.

2 Asegure la férula suave (p. ej., almohada) con vendajes triangulares plegados (conocidos como vendajes en corbata) o bandas de tela.

3 Coloque el brazo en un entablillado con un vendaje.

lesionada (p. ej., unión con cinta adhesiva de un dedo lesionado con el adyacente, las piernas vendadas juntas o un brazo vendado sobre el tórax).

1. Cubra las heridas abiertas con un apósito seco, estéril o limpio.
2. Pregunte a la persona si siente que usted está comprimiendo ligeramente sus dedos de los pies o manos, y pida que los mueva, a menos que estén lesionados.
3. Aplique los entablillados firmemente, pero no tan fuerte que afecte el riego sanguíneo. Acojine las férulas con ropa u otro material para comodidad. (Un brazo fracturado, además de entablillarse, debería ubicarse en un cabestrillo y vendarse **Hoja de destrezas 3-8**).
4. **NO** intente recolocar una articulación dislocada.
5. **NO** mueva a una persona con sospecha de lesión en columna vertebral, a menos que sea absolutamente necesario.

Hoja de destrezas

3-8   Aplicación de un cabestrillo al brazo

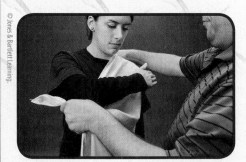

1 Coloque un vendaje triangular entre el antebrazo y el tórax con la punta de la venda hacia el codo del brazo lesionado y estírela más allá del codo. Jale el extremo superior del vendaje sobre el hombro no lesionado. Lleve el extremo inferior del vendaje sobre el antebrazo.

2 Lleve el extremo del vendaje alrededor del cuello del lado no lesionado y anude el otro extremo en el hueco por arriba de la clavícula del lado no lesionado.

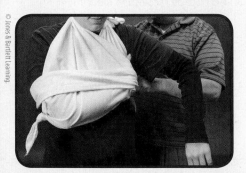

3 Si es posible, fije la punta de la venda en el codo con un alfiler de seguridad o gírela en una cola de cerdo, que se puede anudar o plegar dentro del cabestrillo. Coloque un vendaje alrededor del brazo y el cuerpo. El centro del vendaje debe colocarse sobre el brazo. La mano debe estar con la posición de pulgar hacia arriba dentro del cabestrillo y ligeramente arriba del nivel del codo. Aplique acojinamiento bajo el nudo en el cuello para comodidad. Ajuste el cabestrillo para sostener la mano y la muñeca; sólo deben estar expuestos los dedos.

Lesiones articulares

Ocurre una dislocación cuando se separan los componentes de una articulación (p. ej., hombro) y se mantienen así. Aunque la lesión tal vez no requiera llamar al 9-1-1, la mayoría de las personas necesitará atención médica. La deformidad articular suele ser obvia, pero a menudo es difícil distinguir una dislocación de una fractura grave. No debe intentarse su recolocación (reducción).

Qué buscar	Qué hacer
Dislocación	1. Llamar al 9-1-1.
• Anterior del hombro (contribuye con 95% de todas las dislocaciones del hombro) **Figura 3-20**	2. Sostener la parte corporal cuando se transporte al lesionado dentro de una distancia corta a una instalación médica o hasta que arribe el SEM. Si se retrasa el SEM o si usted va a transportar a la persona a una distancia larga:
• Imposibilidad de tocar el hombro opuesto con la mano del lado lesionado.	• Use el procedimiento RICE.
• El brazo se mantiene lejos del cuerpo.	• Utilice un entablillado para estabilizar el segmento corporal y evitar su movimiento.
• Deformidad en comparación con el hombro opuesto.	3. **NO** trate de recolocar o reducir una dislocación. Usted puede aprender en un curso de primeros auxilios en terreno salvaje que es factible recolocar las siguientes tres dislocaciones: anterior del hombro, de rótula y dedos.
• Dolor extremo.	
• De rodilla (rótula) **Figura 3-21**	
• La rótula se ha desplazado fuera de la articulación de la rodilla (se ve un gran bulto bajo la piel).	4. Si hay hemorragia de una herida abierta en la zona lesionada:
• Deformidad en comparación con la rótula opuesta.	• Contrólela por aplicación de presión sobre los bordes de la herida.
• Dolor extremo.	• **NO** empuje el hueso.
• De un dedo **Figura 3-22**	
• Deformidad en comparación con el dedo de la mano opuesta.	
• Imposibilidad de uso.	
• Esguince **Figura 3-23**	1. La mayoría de los esguinces no requiere atención médica. Si parece que la recuperación será prolongada, consulte a un médico.
• Hipersensibilidad/dolor.	
• Edema.	2. Use el procedimiento RICE **Figura 3-24**
• Equimosis.	

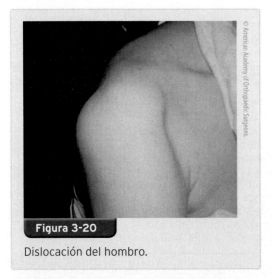

Figura 3-20

Dislocación del hombro.

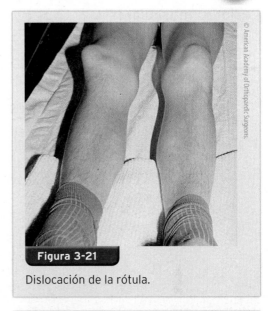

Figura 3-21

Dislocación de la rótula.

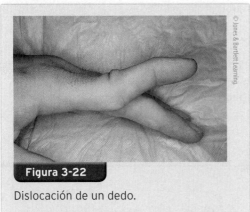

Figura 3-22

Dislocación de un dedo.

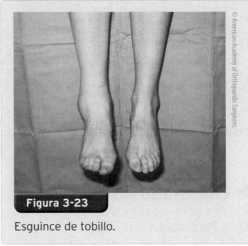

Figura 3-23

Esguince de tobillo.

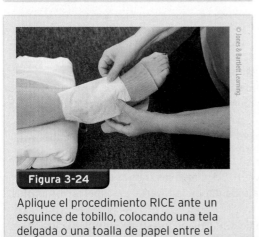

Figura 3-24

Aplique el procedimiento RICE ante un esguince de tobillo, colocando una tela delgada o una toalla de papel entre el paquete de hielo y la piel.

Lesiones musculares

Qué buscar	Qué hacer

• Dolor muscular súbito.
• Un músculo, a menudo de la pantorrilla, que se siente duro por contracción.
• Malestar residual, que llega a durar unas cuantas horas.
	1. Sospeche un calambre muscular (espasmo).
	2. Trate uno o más de estos métodos para relajar el músculo:
	  • Estire suavemente el músculo afectado.
	  • Haga presión sobre el músculo.
	  • Aplique una compresa helada en el músculo.
	  • Si ocurre calambre durante el ejercicio en un ambiente caliente, beba agua fresca ligeramente salada (una cuarta parte de cucharada de sal en aproximadamente 1 L de agua o una bebida deportiva comercial).
	3. **NO** administre comprimidos de sal.

• Golpe en un músculo. • Edema. • Hipersensibilidad y dolor. • Marcas negras y azules que aparecen horas después.	1. Sospeche una equimosis muscular (contusión). 2. Use el procedimiento RICE.
• Ocurre durante la actividad física. • Dolor agudo. • Hipersensibilidad extrema. • Imposibilidad de usar la parte lesionada. • Rigidez y dolor cuando se usa el músculo.	1. Sospeche una sobrecarga muscular (tirón). 2. Use el procedimiento RICE.

▶ Quemaduras

Quemaduras térmicas

Antes de ayudar, realice las acciones apropiadas descritas en las páginas 5-6.

La mayoría de las quemaduras térmicas corresponde a las menores. Las quemaduras superficiales y pequeñas, de grosor parcial, rara vez requieren atención médica. Por el contrario, se requiere atención médica tan pronto como sea posible ante quemaduras grandes de grosor parcial y todas las de grosor completo, de vías aéreas y circunferenciales (por completo alrededor de una porción corporal):

1. ¡Detenga la quemadura! Si hay fuego presente en la ropa, haga que la persona gire sobre el piso utilizando el método de "alto, descenso y giro". Aplaque las flamas con una cobija o extíngalas con agua sobre la persona. Retire la ropa y toda la joyería, en especial los anillos, de la región quemada.
2. Revise y vigile la respiración si la persona inhaló aire caliente o estuvo en una explosión.
3. Determine la profundidad de la quemadura. Tal vez resulte difícil, pero ayudará a determinar qué primeros auxilios administrar.

4. Determine el tamaño de la quemadura mediante la regla de la mano. La mano de la persona (incluidas la palma, los dedos cerrados y el pulgar) equivale casi a 1% del área de su superficie corporal (ASC).
5. Determine qué partes del cuerpo están quemadas. Las quemaduras de cara, manos, pies y genitales son más graves que las de otras partes corporales.
6. Busque atención médica o llame al 9-1-1, o al número de emergencias de su localidad, en los casos siguientes:
   - Quemaduras de cara, cuello, manos, pies o genitales.
   - Dificultad respiratoria.
   - Ampollas o pérdida de continuidad de la piel.
   - Una gran superficie quemada (p. ej., la espalda, el tronco).
   - Todas las quemaduras de tercer grado y las grandes de segundo grado.
   - Otras preocupaciones (p. ej., tos, sibilancias, ronquera o exposición a monóxido de carbono).

Qué buscar	Qué hacer
Quemadura de primer grado (superficial) **Figura 3-25** , señalada por: • Eritema • Edema leve • Hipersensibilidad • Dolor	1. Sumergir la zona quemada en agua fresca o fría, colocarla bajo agua fría corriente o aplicar una compresa húmeda fresca o fría durante al menos 10 minutos, en cuanto sea posible **Figura 3-26** . Si no se dispone de agua fría, utilice cualquier otro líquido frío disponible. **NO** aplique hielo, agua helada o agua salada. 2. Administre ibuprofeno (en los niños, acetaminofén). 3. Haga que la persona beba tanta agua como sea posible sin que presente náusea. 4. Mantenga elevada la extremidad torácica o pélvica quemada. 5. Después de que se enfríe la quemadura, aplique gel de aloe vera o un humectante de piel económico. Las quemaduras de primer grado no necesitan cubrirse.
Quemadura pequeña de segundo grado en menos de 20% del ASC (de grosor parcial) **Figura 3-27** , señalada por: • Ampollas • Edema • Rezumo de líquidos • Dolor intenso	Siga los pasos 1 a 4 para quemaduras de primer grado, con las siguientes adiciones. 1. Después de que se enfríe la quemadura, aplique una capa delgada de ungüento antibacteriano encima. 2. Cubra la quemadura con un apósito suelto, seco, no adherente, estéril o limpio. 3. **NO** rompa ninguna ampolla.
Quemadura de segundo grado grande, de más de 20% del ASC (de grosor parcial)	Siga los pasos 1 a 4 para las quemaduras de primer grado, con las siguientes adiciones: 1. Aplique frío, pero vigile, ya que pudiese causar hipotermia. 2. Llame al 9-1-1 o al número de emergencias de su localidad.

(continúa)

Qué buscar

Qué hacer

Quemadura de tercer grado (de grosor completo) **Figura 3-28** , señalada por:
- Piel seca, con consistencia de cuero, de color gris o carbonizada.

1. Cubra la quemadura con un apósito seco, no adherente, estéril o limpio
2. Llame al 9-1-1 o al número de emergencias de su localidad.

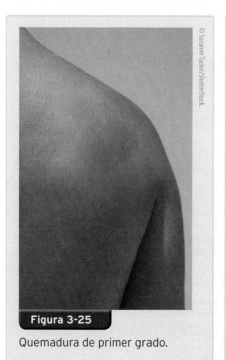

Figura 3-25

Quemadura de primer grado.

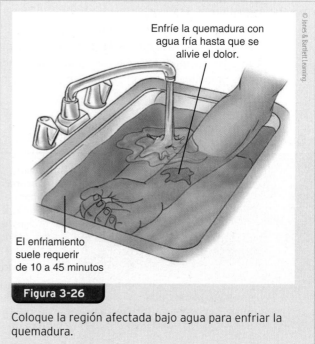

Enfríe la quemadura con agua fría hasta que se alivie el dolor.

El enfriamiento suele requerir de 10 a 45 minutos

Figura 3-26

Coloque la región afectada bajo agua para enfriar la quemadura.

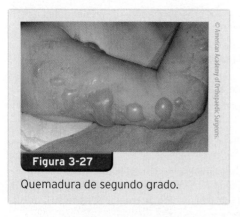

Figura 3-27

Quemadura de segundo grado.

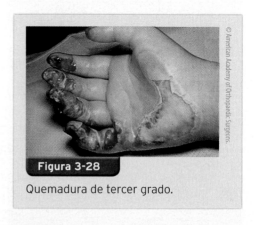

Figura 3-28

Quemadura de tercer grado.

Quemaduras eléctricas

Antes de ayudar, realice las acciones apropiadas descritas en las páginas 5-6.

Toda persona electrocutada requiere atención médica; se debe llamar al 9-1-1. El principal daño ocurre dentro del cuerpo; por lo tanto, la herida externa pudiese parecer pequeña **Figura 3-29**. Si la persona está dentro de un edificio y aún en contacto con la electricidad (cable eléctrico, dispositivo eléctrico, alambre expuesto), haga el corte de la electricidad en la caja de fusibles, el cortacircuitos o la caja de interruptor externa, o desconecte el aparato. Si la persona electrocutada está en contacto con un cable de alta tensión, realice los siguientes pasos:

- Llame al 9-1-1 o al número de emergencias de su localidad para que se hagan cortes de la electricidad o los cables conductores.
- **NO** toque o mueva los cables ni a la persona.
- **NO** trate de mover alambres eléctricos o dispositivos con una ropa, un pedazo de madera o cualquier otro artefacto.
- Mantenga a las personas alejadas de la zona.

Qué buscar	Qué hacer
• Herida por quemadura que pudiese parecer pequeña. • Heridas de entrada y salida (por lo general la electricidad sale donde el cuerpo toca una superficie o entra en contacto con una tierra [p. ej., un objeto metálico]; esto a menudo ocurre en la mano o el pie). • Múltiples quemaduras (casi todas las quemaduras eléctricas son de tercer grado). • Ausencia de respiración/pulso (la electricidad puede causar que se detenga la respiración o el corazón de una persona).	Una vez que la zona se encuentra segura: 1. Verifique la respiración y, si está ausente, empiece la RCP. 2. Llame de inmediato al 9-1-1 o al número de emergencias de su localidad. Toda persona electrocutada necesita atención médica. 3. Si la persona se cayó, busque huesos rotos o una lesión de columna. 4. Casi todas las quemaduras eléctricas son de tercer grado, en consecuencia, cúbralas con apósitos estériles.

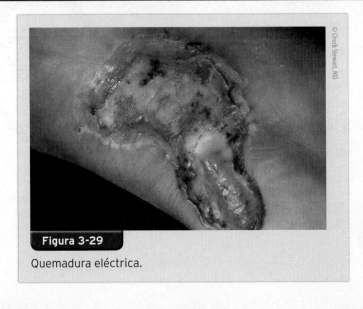

© Chuck Stewart, MD.

Figura 3-29

Quemadura eléctrica.

Quemaduras químicas

Antes de ayudar, realice las acciones apropiadas descritas en las páginas 5-6.

Evite el contacto con la sustancia química; utilice guantes y, si están disponibles, gafas **Figura 3-30**. Si la quemadura ocurrió en un sitio laboral, envíe a alguien a buscar las hojas de datos de seguridad (SDS) de los materiales peligrosos ahí usados. Las SDS incluyen instrumentos de utilidad para los primeros auxilios. La Occupational Safety and Health Administration obliga a los empleadores a identificar los riesgos químicos con uso de etiquetas **Figura 3-31**.

Qué buscar	**Qué hacer**
• Dolor • Ardor • Dificultad respiratoria • Dolor ocular o cambios de la visión	Los primeros auxilios son los mismos para la mayoría de las quemaduras químicas. Una vez que la zona se encuentre segura: 1. Cepille la sustancia química seca o el polvo de la piel con una mano enguantada o una pieza de tela, antes de irrigarla con agua. 2. Irrigue la quemadura inmediatamente con grandes cantidades de agua corriente fría durante al menos 20 minutos o hasta que lleguen los SEM. Se puede retirar la ropa mientras se irriga. 3. Llame de inmediato al 9-1-1, o al número de emergencias de su localidad, ante cualquier quemadura química. 4. **NO** trate de neutralizar la sustancia química. 5. Para una sustancia química dentro de un ojo: coloque la cabeza de manera que el ojo afectado se encuentre bajo la nariz y enjuáguelo con agua tibia (que es tolerada mejor por el ojo que el agua fría) de la nariz hacia afuera de la cara durante al menos 20 minutos.

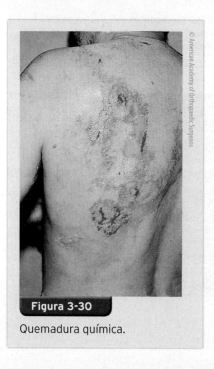

© American Academy of Orthopaedic Surgeons

Figura 3-30

Quemadura química.

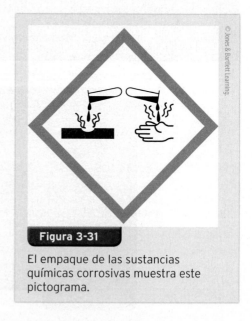

© Jones & Bartlett Learning.

Figura 3-31

El empaque de las sustancias químicas corrosivas muestra este pictograma.

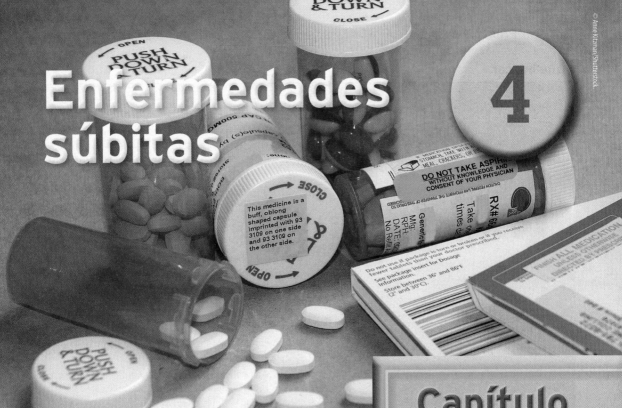

Enfermedades súbitas

4

▶ Asma

Antes de ayudar, realice las acciones apropiadas descritas en las páginas 5-6.

El asma es un trastorno pulmonar con disminución del calibre de la vía aérea (tubos que llevan aire al interior de los pulmones y lo extraen). Las crisis pueden ocurrir ocasionalmente o a menudo. Entre las crisis la persona no tiene problema para respirar. El asma varía de un individuo a otro, con síntomas que van de leves a graves, y llegan a poner en riesgo la vida.

Capítulo en un vistazo

Qué buscar

- Tos frecuente.
- Sibilancias o sonidos de tono alto, como silbidos o chirridos durante la respiración.
- Rigidez de tórax.
- Disnea.
- Sentarse en posición de trípode (inclinación hacia adelante con las manos sobre las rodillas u otro soporte, tratando de respirar).
- Incapacidad de hablar oraciones completas sin detenerse para respirar.
- Aleteo nasal con cada ventilación.
- Respiración y frecuencia cardiaca rápidas.
- Labios o lechos ungulares azules.

Qué hacer

1. Colocar a la persona sentada con la espalda recta y una ligera inclinación hacia adelante.
2. Alentar a la persona a sentarse tranquilamente, respirar lenta y profundamente a través de la nariz y exhalar a través de la boca.
3. Llamar de inmediato al 9-1-1, o al número de emergencias de su localidad, si la persona batalla para respirar, hablar o mantenerse despierta; presenta labios o lechos ungulares azules; no cuenta con medicamentos, o pide una ambulancia.
4. Preguntar a la persona respecto a cualquier medicamento para el asma que use. La mayoría de las personas con asma cuenta con un inhalador de alivio rápido prescrito por un médico (de rescate), con espaciador o cámara de retención **Figura 4-1**.
5. Ayude a la persona a usar su propio inhalador de alivio rápido:
   - Agite el inhalador vigorosamente varias veces, retire la tapa y aplique el espaciador, si se tiene uno disponible **Figura 4-2**.
   - Manteniendo el inhalador vertical, pida a la persona que coloque sus labios alrededor del inhalador o el espaciador.
   - Para mayor beneficio, la persona puede hacer una inhalación y después exhalar por completo. A continuación, mientras la persona inhala lenta y profundamente, comprima el inhalador para liberar el medicamento.
   - Si se usa un espaciador, comprima el inhalador y después haga que la persona espere 5 segundos antes de inhalar.
   - Pida a la persona detener su respiración durante al menos 10 segundos y exhalar lentamente.
   - Se puede administrar una segunda dosis en los 30 a 60 segundos posteriores.
6. Llame al 9-1-1, o al número de emergencias de su localidad, si:
   - No hay mejora después de usar el medicamento.
   - Se presentan crisis recurrentes.
   - Ocurre un ataque intenso y prolongado.

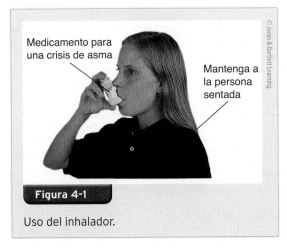

Medicamento para
una crisis de asma

Mantenga a
la persona
sentada

Figura 4-1

Uso del inhalador.

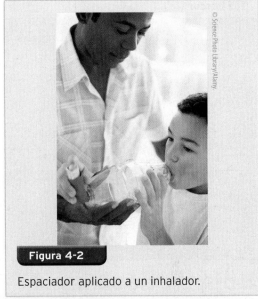

Figura 4-2

Espaciador aplicado a un inhalador.

▶ Reacciones alérgicas graves (anafilaxia)

Antes de ayudar, realice las acciones apropiadas descritas en las páginas 5-6.

Las reacciones intensas a medicamentos, alimentos y aditivos de comida, y piquetes de insectos (llamadas de anafilaxia), pueden poner en riesgo la vida.

Qué buscar	Qué hacer
Reacción alérgica grave (anafilaxia), indicada por: • Disnea. • Edema de lengua, boca, nariz. • Prurito intenso. • Rubor cutáneo o edema facial. • Estornudos, tos, sibilancias. • Rigidez y edema de la garganta. • Rigidez de tórax. • Aumento de la frecuencia cardiaca. • Tinte azul alrededor de labios y boca. • Mareo. • Náusea y vómito. • Informe por la persona de reacciones alérgicas graves previas. • Medalla o pulsera de identificación médica.	1. Llame al 9-1-1 o al número de emergencias de su localidad. 2. Vigile la respiración. 3. Si la persona tiene un autoinyector de epinefrina prescrito por su médico, tal vez usted deba tomarlo para ayudarle a autoadministrárselo **Figura 4-3**. Si la persona no es capaz de usarlo y usted tiene permiso legal estatal para aplicar la inyección, utilice el autoinyector de epinefrina prescrito **Hoja de destrezas 4-1**. • Encuentre el sitio de inyección en la cara externa de la mitad del muslo entre la rodilla y la cadera. Revise que no haya monedas, llaves o costuras del pantalón que pudiesen obstruir la aguja. • Retire la tapa de seguridad. • Apriete el autoinyector contra la cara externa de la mitad del muslo hasta que se escuche un chasquido (si es necesario, es factible hacer la inyección a través de ropa ligera). • Sostenga en su lugar durante 10 segundos. • Haga tracción del autoinyector en forma recta, alejándolo de la extremidad. • Frote la zona durante 10 segundos.

(continúa)

Qué buscar	**Qué hacer**
	4. Si la primera dosis no es de utilidad y el arribo de los servicios de emergencias médicas (SEM) tardará más de 5 a 10 minutos, considere aplicar una segunda dosis. Casi 25 a 35% de las personas requiere una segunda dosis.
	5. Si la persona es capaz de deglutir, adminístrele un antihistamínico. No es de rescate, porque requiere mucho tiempo para funcionar, pero ayuda a prevenir reacciones adicionales.
Reacción alérgica leve, indicada por: • Ojos rojos pruriginosos. • Nariz con prurito, escurrimiento y estornudos. • Exantema, por lo general en una parte del cuerpo.	1. Ayude a la persona a: • Autoadministrarse su inhalador de rescate del asma, y/o • Tomar un antihistamínico.

Hoja de destrezas

4-1   **Uso de un autoinyector de epinefrina**

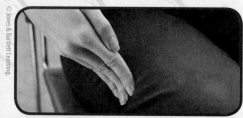

1 Encuentre el sitio de inyección en la cara lateral del muslo de la persona, a la mitad entre la rodilla y la cadera. Verifique que no haya monedas, llaves o costuras del pantalón que pudiesen obstruir la aguja.

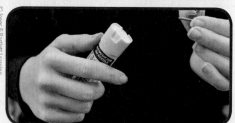

2 Retire la tapa de seguridad del autoinyector de epinefrina.

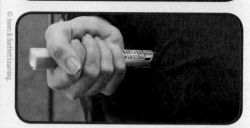

3 Sostenga el autoinyector de epinefrina sin tocar sus extremos. Empuje el autoinyector firmemente contra el muslo hasta que escuche un chasquido. Manténgalo en su lugar durante casi 10 segundos. Retire el autoinyector en forma recta alejándolo de la extremidad. Frote el sitio de inyección durante casi 10 segundos.

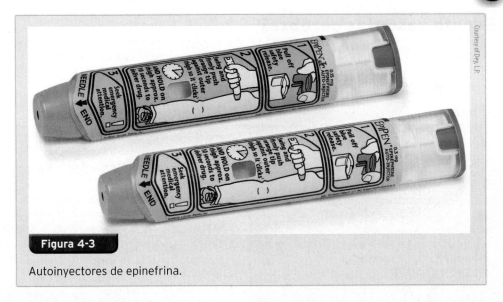

Figura 4-3

Autoinyectores de epinefrina.

▶ Ataque cardiaco

Antes de ayudar, realice las acciones apropiadas descritas en las páginas 5-6.

En un ataque cardiaco, el tejido muscular del corazón muere porque su riego sanguíneo disminuyó notoriamente o se detuvo. En ocasiones es difícil determinar cuándo está ocurriendo un ataque cardiaco y 35% de las personas que sufre uno nunca experimenta dolor de tórax.

Qué buscar	Qué hacer
• Dolor de tórax que se percibe como compresión, estrujamiento o plenitud, por lo general en el centro del tórax. También puede percibirse en la mandíbula, hombros, brazos o espalda; el dolor de espalda o mandíbula es más frecuente en las mujeres y llega a durar más de 5 minutos, si no es que se presenta y se va.	1. Haga que la persona se siente con las rodillas elevadas y se recline sobre un respaldo estable (p. ej., pared, poste de una cerca, tronco de árbol). Trate de mantener a la persona en calma. **NO** le permita caminar.
• Sudación o sudores fríos.	2. Llame de inmediato al 9-1-1, o al número de emergencias de su localidad. **NO** conduzca a la persona a una instalación médica; espere el arribo del SEM.
• Mareo o sibilancias.	3. Mientras espera el arribo del SEM:
• Náusea o vómito (más frecuente en las mujeres).	• Afloje cualquier ropa apretada.
• Entumecimiento, dolor leve u hormigueo en el brazo (por lo general el izquierdo).	• Pregunte a la persona si toma algún medicamento para el dolor de tórax, como nitroglicerina, por un trastorno cardiaco conocido, y si es así, ayúdele a tomarlo.
• Disnea (más frecuente en las mujeres).	• Si la persona está alerta, es capaz de deglutir, no es alérgica a la aspirina (ácido acetilsalicílico) y no presenta signos de evento vascular cerebral, ayúdele a tomar un comprimido de adulto (325 mg) de aspirina o dos a cuatro comprimidos infantiles (81 mg cada uno). Pulverícelos o haga que la persona los triture con sus dientes antes de deglutirlos, para obtener resultados más rápidos.
• Debilidad o fatiga, en especial en los adultos mayores.	• Vigile la respiración. Si la persona deja de responder y respirar, inicie la reanimación cardiopulmonar (RCP).

▶ Evento vascular cerebral

Antes de ayudar, realice las acciones apropiadas descritas en las páginas 5-6.

El evento vascular cerebral es causado por un bloqueo **Figura 4-4** o rotura de un vaso sanguíneo en el cerebro **Figura 4-5** que impide que una parte de éste reciba la sangre que necesita.

Qué buscar

Las siglas *FAST* constituyen una herramienta de valoración a usar para determinar si se trata de un evento vascular cerebral:

- Cara (del inglés, *Face*): Pida a la persona que sonría. Es anormal que un lado de la cara no se mueva bien en comparación con el otro.
- Brazos (del inglés, *Arms*): Pida a la persona que cierre sus ojos y eleve ambos brazos con las palmas hacia arriba. Es anormal que un brazo se desvíe hacia abajo al extenderse.
- Habla (del inglés, *Speech*): Pida a la persona que repita una frase simple (p. ej., "el cielo es azul"). Es anormal si la persona arrastra las palabras, utiliza vocablos equivocados o no consigue hablar en absoluto.
- Tiempo: Busque ayuda médica si se presenta cualquiera de los signos antes discutidos. La presencia de uno se relaciona con un alto riesgo de evento vascular cerebral (72%); si los tres están presentes, el riesgo es tan alto como de 85%.

Qué hacer

Llame al 9-1-1, o al número de emergencias de su localidad, y mientras espera por el SEM:

1. Vigile la respiración. Si la persona no respira, inicie la RCP.
2. Coloque a la persona sobre su espalda, con la cabeza y los hombros ligeramente elevados.
3. Afloje cualquier ropa apretada o que constriña.
4. Prepárese para voltear a la persona sobre un costado, con el fin de permitir el drenaje del babeo o vómito.
5. Si la persona no responde pero respira, colóquela en decúbito lateral.

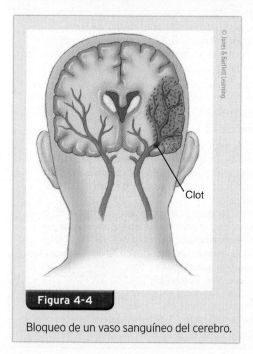

Clot

Figura 4-4

Bloqueo de un vaso sanguíneo del cerebro.

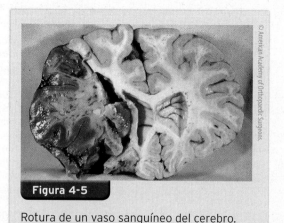

Figura 4-5

Rotura de un vaso sanguíneo del cerebro.

▶ Síncope

Antes de ayudar, realice las acciones apropiadas descritas en las páginas 5-6.

Qué buscar	Qué hacer

• Una persona que sufre un colapso súbito.
• Piel, labios y lechos ungulares pálidos.
• Piel pegajosa y sudorosa.
	1. Verificar la respiración.
	2. Si se detuvo, llame al 9-1-1, o al número de emergencias de su localidad, y administre RCP.
	3. Si la persona está respirando:
	   • Manténgala plana sobre su espalda. Se pueden elevar los pies de 15 a 30 cm, si esto no causa dolor.
	   • Vigile la respiración; si se detiene, administre RCP.
	   • Afloje las ropas apretadas.
	   • Si la persona se cayó, revise y trate cualquier lesión.
	   • Limpie la frente de la persona con un lienzo húmedo fresco.
	   • **NO** use inhalantes de amoniaco ni sales para inhalar.
	   • **NO** dé a la persona nada para beber o comer hasta que se haya recuperado por completo y sea capaz de deglutir.
	   • **NO** rocíe o vierta agua sobre la cara de la persona.
	   • **NO** dé palmadas en la cara a la persona en un intento por reanimarla.
	4. Busque atención médica si:
	   • Hay episodios repetidos.
	   • La persona se desmayó sin motivo aparente.
	   • La persona no recupera con rapidez su capacidad de respuesta.
	   • La persona tiene diabetes, convulsiones, está embarazada, perdió el control del intestino o la vejiga, o es mayor de 50 años.

Una persona a punto de desmayarse.	1. Prevenga una caída fuerte, de ser posible. 2. Si la persona se colapsa, realice los pasos discutidos antes.

▶ Emergencias por diabetes

Antes de ayudar, realice las acciones apropiadas descritas en las páginas 5-6.

La mayoría de las personas con diabetes vigila la concentración de glucosa sanguínea tan a menudo como cuatro veces al día para mantener las concentraciones apropiadas y prevenir una emergencia por diabetes **Figura 4-6** . La frase: "Azúcar (glucosa) para todos" es la regla general para todas las emergencias por diabetes.

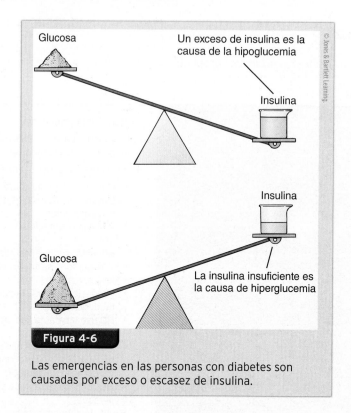

Figura 4-6

Las emergencias en las personas con diabetes son causadas por exceso o escasez de insulina.

Hipoglucemia (glucosa sanguínea muy baja)

La hipoglucemia es una emergencia que pone en riesgo la vida y se presenta cuando una persona con diabetes hace algo de lo siguiente:

- Utiliza demasiada insulina (consume con rapidez la glucosa).
- No come (disminuye su ingestión de glucosa).
- Se sobreejercita (usa más rápido el azúcar).
- Vomita (vacía el azúcar del estómago).

Qué buscar	Qué hacer

• Que haya respuesta, que esté alerta y que sea capaz de deglutir.
• Pulsera o medalla de identificación médica.
• Inicio súbito de síntomas (desde minutos hasta una hora) porque no está llegando azúcar al cerebro.
• Inestabilidad, mala coordinación, torpeza.
	La persona tal vez pueda decirle qué hacer.
	1. Si la persona cuenta con un monitor de la glucosa sanguínea, permítale verificar su glucemia.
	2. Use la Regla de 15 cuando:
	  • No sea posible hacer pruebas.
	  • La prueba muestre una cifra baja de glucosa sanguínea.
	  • Ocurra sudación profusa o agitación en una persona con diabetes.

Qué buscar	Qué hacer
• Ira, mal humor. • Piel fría, pálida, húmeda o pegajosa. • Confusión, desorientación. • Hambre súbita. • Sudor excesivo. • Temblor, agitación.	La Regla de 15 funciona como sigue: • Haga que la persona ingiera 15 gramos de azúcar (p. ej., 3 a 5 comprimidos de glucosa, 3 a 5 cucharaditas [15 a 25 mL] de azúcar de mesa o 118 mL de jugo de naranja, o un refresco regular [no de dieta]) **Figura 4-7**. • Espere 15 minutos para que el azúcar ingrese a la sangre. • Verifique la concentración de glucosa sanguínea. Si aún está baja o no se dispone de pruebas, administre a la persona 15 gramos más de azúcar para que los consuma **Figura 4-8**. 3. Si todavía no hay mejora, llame al 9-1-1, o al número de emergencias de su localidad, tan pronto como sea posible.
• Sin respuesta. • Incapaz de seguir instrucciones simples. • Con convulsiones. • Incapaz de deglutir.	1. Llame al 9-1-1, o al número de emergencias de su localidad, inmediatamente. 2. Vigile la respiración. 3. Busque una medalla o pulsera de identificación médica. 4. **NO** administre alimento o bebida algunos. 5. Coloque a la persona sobre su costado para mantener la vía aérea abierta y drenar líquidos o vómito de la boca.

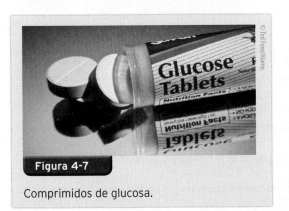

Figura 4-7

Comprimidos de glucosa.

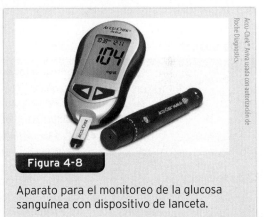

Figura 4-8

Aparato para el monitoreo de la glucosa sanguínea con dispositivo de lanceta.

Hiperglucemia (glucosa sanguínea muy alta)

Ocurre hiperglucemia cuando una persona con diabetes presenta demasiada azúcar en su sangre. Varios trastornos pueden causar hiperglucemia (p. ej., insulina insuficiente, exceso en el comer, enfermedad, inactividad, estrés, o una combinación de esos factores). La mayoría de las personas con diabetes es capaz de detectar qué está pasando y, de esta manera, ajustará su dosis de insulina o buscará ayuda médica antes de que ocurran problemas graves; sin embargo, si no se trata en 24 horas, la hiperglucemia puede ser fatal.

Qué buscar

- Pulsera o medalla de identificación médica.
- Inicio gradual (de horas a días), porque aún llega algo de azúcar al cerebro.
- Mareo.
- Sed extrema.
- Micción muy frecuente.
- Piel caliente, roja y seca.
- Vómito.
- Aliento con olor a frutas (también se ha descrito como el de un removedor de barniz de uñas).
- Respiración pesada.
- Falta de respuesta en un momento dado.

Qué hacer

1. Administre pequeños tragos de agua frecuentes si la persona con diabetes es capaz de deglutir.
2. Si no se sabe si la persona con diabetes tiene una concentración alta o baja de glucosa, o si responde y puede deglutir, use la Regla de 15 para administrar azúcar, como se describió antes. El azúcar adicional no causará daño significativo en una persona que presenta hiperglucemia.
3. NO administre insulina, a menos que la persona con diabetes pueda autoaplicarla.
4. Llame al 9-1-1, o al número de emergencias de su localidad, tan pronto como sea posible.

▶ Convulsiones

Antes de ayudar, realice las acciones apropiadas descritas en las páginas 5-6.

Las convulsiones son resultado de un trastorno de la actividad eléctrica cerebral que causa movimientos musculares incontrolables. Las causas incluyen epilepsia, lesiones cefálicas, tumores cerebrales, evento vascular cerebral, *shock* térmico, intoxicación (incluidos alcohol o drogas), emergencia por diabetes y fiebre alta.

Qué buscar

- Un llanto o grito súbito.
- La pérdida súbita de la capacidad de respuesta.
- Rigidez del cuerpo seguida por movimientos de agitación con arqueo de la espalda (convulsiones).
- Presencia de espuma en la boca.
- Babeo.
- Desgaste de los dientes.
- Cara y labios azules.
- Ojos dirigidos hacia arriba.
- Pérdida de control de la vejiga o el intestino.

Qué hacer

1. Retire objetos cercanos para evitar lesiones.
2. Coloque algo blando bajo la cabeza, como una toalla enrollada. NO use una almohada.
3. NO sujete a la persona.
4. NO coloque nada entre los dientes de la persona, ni le administre nada por la boca.
5. Tome el tiempo de duración de la convulsión desde el inicio hasta el término.
6. La mayoría de las convulsiones no requiere atención médica y termina en 1 a 2 minutos.
7. Mantenga a los transeúntes alejados.
8. Llame al 9-1-1, o al número de emergencias de su localidad, ante cualquiera de las siguientes circunstancias:

   - Convulsión que dura más de 5 minutos.
   - Serie de convulsiones, una tras otra.
   - Dificultad respiratoria de la persona después de la convulsión.
   - Persona con diabetes o embarazo.
   - Si la convulsión ocurrió en el agua.
   - Ésta es la primera convulsión que presenta la persona.
   - La convulsión tiene relación con lesiones.
   - Recuperación lenta.

Qué buscar

Qué hacer

	9. Después de la convulsión: • Mantenga la vía aérea permeable colocando a la persona sobre su costado y la cabeza sobre una toalla enrollada. • Vigile la respiración, y si se detiene, administre RCP. • Deje dormir a la persona. • Permanezca con la persona hasta que esté alerta.

▶ Estado de shock

Antes de ayudar, realice las acciones apropiadas descritas en las páginas 5-6.

Ocurre un estado de *shock* cuando los tejidos corporales no tienen suficiente sangre rica en oxígeno. No confunda este trastorno con una descarga eléctrica o el "entrar en *shock*", como ante una sorpresa o susto. El *shock* pone en riesgo la vida. Espere y trate el estado de *shock* si una persona presenta cualquiera de las siguientes circunstancias:

• Hemorragia externa o interna masiva.
• Una infección grave.
• Múltiples fracturas óseas severas.
• Signos de un ataque cardiaco.
• Lesión abdominal o de tórax.
• Reacción alérgica grave.

Incluso si no hay signos de un estado de *shock*, usted debería seguir los procedimientos para personas lesionadas que se describen en el siguiente cuadro.

Qué buscar

Qué hacer

• Alteración del estado mental (ansiedad e inquietud). • Piel, labios y lechos ungulares pálidos, fríos y pegajosos. • Náusea/vómito. • Respiración y frecuencia cardiaca rápidos. • Sin respuesta cuando el *shock* es grave.	**1.** Tratar las lesiones. **2.** Si hay respuesta y respiración normales, mantenga a la persona plana sobre su espalda. Si no hay signos de lesión (p. ej., desmayo, deshidratación, hemorragia por una lesión), es factible elevar los pies de 15 a 30 cm, si no causa dolor **Figura 4-9**. **3.** Si no hay respuesta, gire a la persona sobre su costado. **4.** Prevenga la pérdida de calor corporal mediante la colocación de cobijas o abrigos debajo y sobre la persona. **5.** Si la persona no mejora, llame al 9-1-1, o al número de emergencias de su localidad. **6.** **NO** administre nada de comer o beber, a menos que se retrase la ayuda médica más de una hora, en cuyo caso es factible dar sorbos de agua si el líquido no causa náusea y/o vómito.

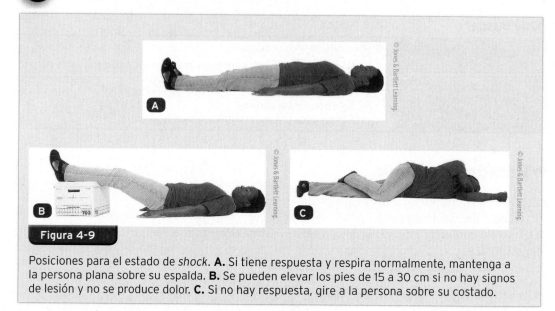

Figura 4-9

Posiciones para el estado de *shock*. **A.** Si tiene respuesta y respira normalmente, mantenga a la persona plana sobre su espalda. **B.** Se pueden elevar los pies de 15 a 30 cm si no hay signos de lesión y no se produce dolor. **C.** Si no hay respuesta, gire a la persona sobre su costado.

▶ Complicaciones del embarazo

Antes de ayudar, realice las acciones apropiadas descritas en las páginas 5-6.

Pregunte a la mujer si es posible que esté embarazada.

Qué buscar	Qué hacer
Dolor abdominal intenso o cólicos (los cólicos breves, ligeros, cerca de la fecha del parto, pueden ser normales; es probable que la mujer esté en trabajo de parto si los cólicos son fuertes y repetidos, o si está escurriendo agua).	Si el dolor persiste o se sospecha trabajo de parto, busque atención médica inmediata.
Convulsión (puede indicar una complicación grave).	1. Provea cuidados apropiados para las convulsiones (véanse páginas 64-65). 2. Llame al 9-1-1, o al número de emergencias de su localidad, inmediatamente.
Hemorragia vaginal.	1. Haga que la mujer use una toalla sanitaria o una toalla normal para absorber la sangre. **NO** empaquete la vagina. 2. Llame de inmediato al 9-1-1, o al número de emergencias de su localidad.
Escurrimiento súbito de líquido (puede indicar el inicio del trabajo de parto).	Busque atención médica inmediata.
Náusea matutina.	1. Trate el vómito. 2. Si el vómito persiste, busque atención médica.

Emergencias ambientales

5

▶ Mordeduras de animales

Antes de ayudar, realice las acciones apropiadas descritas en las páginas 5-6.

Para mordeduras de un animal notifique al propietario, o si usted lo es, notifique a la familia de la persona que fue mordida **Figura 5-1**. Cuando lo haga, use el buen juicio, porque tales encuentros suelen ser muy emotivos y conducir a la violencia. Si la mordedura fue de un animal salvaje, notifique a las autoridades apropiadas.

Capítulo en un vistazo

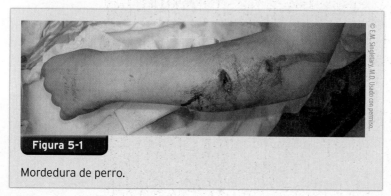

Figura 5-1

Mordedura de perro.

Qué buscar	Qué hacer
Una mordedura que produjera pérdida de continuidad de la piel	1. Detenga la hemorragia aplicando presión directa sobre la herida. 2. Para una herida poco profunda: • Lave su interior y alrededor con jabón y agua corriente. • Irrigue el interior de la herida con agua corriente limpia. • Cubra la herida con una capa delgada de un ungüento con antibiótico de venta libre (OTC) y un apósito estéril. 3. Las mordeduras graves deberían limpiarse en una instalación médica. 4. Para todas las mordeduras con pérdida de continuidad de la piel, busque atención médica para: • Limpiar la herida. • Cerrar las heridas amplias y muy abiertas. • Aplicar un refuerzo de la vacuna contra el tétanos, si es necesario.
La mordedura no produjo pérdida de continuidad de la piel	Aplicar una compresa helada a la piel por 20 minutos.
Mordedura de un animal salvaje	1. **NO** trate de capturar al animal. 2. **NO** mate al animal. Si lo tiene que hacer, **NO** golpee o dispare a su cabeza (cerebro). Aunque a menudo es imposible, tal vez haya la oportunidad de estudiar el cerebro del animal en lo que respecta al virus de la rabia. 3. Entre en contacto con el departamento de salud local.

▶ Mordeduras de serpientes y otros reptiles

Antes de ayudar, realice las acciones apropiadas descritas en las páginas 5-6.

En casi 25% de las mordeduras de serpiente venenosa no se inyecta veneno, sólo hay heridas de colmillos y otros dientes (conocidas como mordeduras secas). No obstante, nunca asuma que una mordedura es seca. Siga los siguientes pasos si usted ve marcas de colmillos e identifica positivamente una mordedura de serpiente:

- Mantenga a la persona y los transeúntes lejos de la víbora, por el riesgo de una segunda mordedura. Una serpiente muerta todavía puede morder, incluso si fue decapitada.
- Aliente a la persona para que se mantenga en reposo, tranquila e inmóvil.
- **NO** trate de capturar o matar a la víbora. Tales acciones pudiesen llevar a una segunda persona a ser mordida. Trate de recordar el color de la serpiente y la forma de su cabeza. Tomar una buena fotografía desde una distancia segura (mayor a la longitud del animal) servirá para identificarla.

- Retire cualquier anillo, joya o ropa apretada de la parte corporal mordida, para evitar su constricción por edema.
- Lave con suavidad la mordedura con jabón y agua corriente y aplique una compresa estéril sobre las marcas de los colmillos.
- Llame ya sea al 9-1-1 o al número local de emergencias, o transporte a la persona a una instalación médica tan pronto como sea posible.

Reptil	Qué buscar	Qué hacer

Serpientes de foseta
 	
Incluyen:
- Las de cascabel
  Figura 5-2
- Las de cabeza cobriza
  Figura 5-3
- Boca de algodón/mocasín de agua **Figura5-4**
 	
Se identifican por:
- Cabeza triangular plana, más ancha que el cuello.
- Pupilas verticales elípticas (ojos de gato).
- Foseta sensible al calor localizada entre el ojo y la nariz.
- Sólo las serpientes de cascabel tienen un cascabel en su cola.
	- Dolor ardoroso intenso en el sitio de la mordedura.
	- Dos pequeñas heridas punzantes (la persona puede presentar sólo una) **Figura 5-5**
	- Edema en 10 a 15 minutos; puede involucrar a toda la extremidad.
	- Posible descoloración y ampollas llenas de sangre en el transcurso de 6 a 10 horas.
	- Náusea, vómito, sudación y debilidad (en casos graves).
		1. Llamar al 9-1-1, o al número local de emergencias. No es necesario que capture o mate a la víbora.
		2. Cuando sea posible, cargue a la persona. Si se encuentra solo y la persona es capaz, que camine lentamente.
		3. **NO** aplique un vendaje a presión en una mordedura de serpiente de foseta; esta acción no ha mostrado beneficio. De acuerdo con diversas asociaciones de toxicología y las Wilderness Medical Society's Practice Guidelines (guías de práctica de sociedades médicas de terreno salvaje), no se recomienda la aplicación de vendajes compresivos en las mordeduras de serpientes de foseta.
		4. *Precauciones:*
		  - **NO** corte la piel de la persona para drenar el veneno.
		  - **NO** use succión o dispositivo alguno de aspiración.
		  - **NO** aplique compresas frías o paquetes helados.
		  - **NO** administre alcohol.
		  - **NO** aplique una descarga eléctrica.
		  - **NO** use un torniquete.

Coralillos
 	
Se identifican por:
- Ser pequeñas y muy coloridas, con una serie de bandas rojo brillante, amarillo y negro en todo el cuerpo **Figura 5-6**.
- Toda banda alterna es amarilla y el hocico es negro.
- Se trata de la serpiente más venenosa de Estados Unidos, pero muy rara vez muerde **Figura 5-7**.
	- Pocas manifestaciones inmediatas (la ausencia de síntomas inmediatos no es prueba de una mordedura inocua).
	- Pueden transcurrir varias horas antes del inicio de:
	  - Náusea
	  - Vómito
	  - Sudación
	  - Temblores
	  - Mareo
	  - Mala articulación de palabras
	  - Visión borrosa
	  - Dificultad deglutoria
	  - Dificultad respiratoria
		1. Llame al 9-1-1, o al número local de emergencias. No es necesario que capture o mate a la serpiente.
		2. Aplique un vendaje elástico ancho, con giros superpuestos.
		3. Inicie el vendaje al final de la extremidad torácica o pélvica mordida y diríjalo hacia su origen, cubriendo toda su longitud.
		4. Use una tensión similar a cuando se venda un tobillo torcido (esguince); usted debería conseguir deslizar un dedo bajo la venda.
		5. Inmovilice la extremidad torácica o pélvica mordida, como lo haría ante una fractura ósea, y manténgala debajo del nivel del corazón.
		6. **NO** corte la piel o aplique succión.

(continúa)

Reptil	Qué buscar	Qué hacer
Serpientes no venenosas Si hay duda, suponga que la serpiente es venenosa.	• Marcas de dientes con forma de herradura en la piel. • Posible edema e hipersensibilidad.	1. Trate la mordida tal como lo haría con una poco profunda (refiérase a las páginas 23-25). 2. Consulte a un médico.
Lagartos venenosos Incluye: • Monstruo de Gila (Estados Unidos y México). • Dragón barbudo mexicano. Identificados por: • Pueden colgarse firmemente durante la mordedura y por masticación introducir el veneno a la piel.	• Heridas punzantes: los dientes pueden romperse. • Edema y dolor, a menudo intenso y ardoroso. • Sudación. • Vómito. • Aumento de la frecuencia cardiaca. • Disnea.	1. Administre medicamentos analgésicos. 2. Llame al 9-1-1, o al número de emergencias local. 3. Trate la mordedura como lo haría con una de serpiente de foseta.

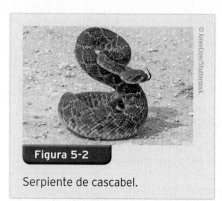

Figura 5-2

Serpiente de cascabel.

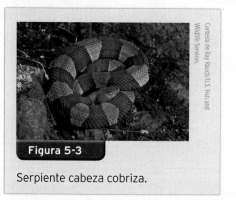

Figura 5-3

Serpiente cabeza cobriza.

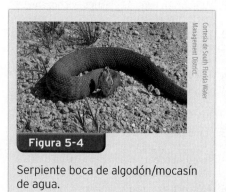

Figura 5-4

Serpiente boca de algodón/mocasín de agua.

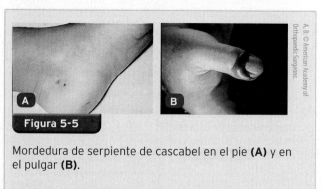

Figura 5-5

Mordedura de serpiente de cascabel en el pie **(A)** y en el pulgar **(B)**.

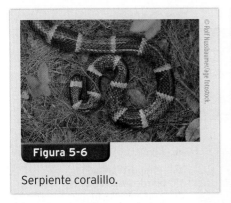

Figura 5-6

Serpiente coralillo.

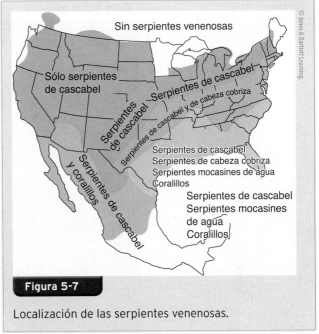

Figura 5-7

Localización de las serpientes venenosas.

▶ Mordeduras y piquetes de artrópodos

Antes de ayudar, realice las acciones apropiadas descritas en las páginas 5-6.

Los artrópodos, que incluyen escorpiones, arañas, ciempiés y pulgas, son invertebrados con piernas articuladas y cuerpos segmentados. Los insectos que pican causan más muertes que las serpientes venenosas. Las personas que ya han presentado una reacción grave deberían usar una identificación médica en una pulsera o medalla y portar un equipo de epinefrina prescrito por un médico.

Artrópodos	Qué buscar	Qué hacer

Insectos que pican **Figura 5-8**
 	
• Abeja melífera
• Avispa chaqueta amarilla
• Avispón
• Avispa
• Hormiga colorada
	• Reacciones usuales:
	  • Dolor instantáneo, eritema, prurito **Figura 5-9**.
	• Reacciones preocupantes:
	  • Ampollas.
	  • Edema de labios/lengua.
	  • Cosquillas en la faringe.
	  • Sibilancias.
	• Reacciones que ponen en riesgo la vida:
	  • Color azul/gris de la piel.
	  • Convulsiones.
	  • Falta de respuesta.
		1. Busque un aguijón; si lo encuentra, retírelo de inmediato de la piel junto con el saco de veneno, empleando la uña de un dedo o una tarjeta de plástico (p. ej., tarjeta de crédito), o retírelo con su mano. Sólo las abejas dejan un aguijón incrustado. **NO** use pinzas. **NO** comprima el saco de veneno, que pudiese o no estar adosado al aguijón.
		
		2. Lave la región con jabón y agua.

(continúa)

Artrópodos	Qué buscar	Qué hacer
	• Incapacidad para respirar por edema de las cuerdas vocales (causa de 60-80% de las muertes por anafilaxia).	3. Aplique una compresa helada por 20 minutos, con una toalla de papel o una tela delgada humedecida entre ésta y la piel. La pasta de bicarbonato de sodio también suele ser útil, excepto ante piquetes de avispa. 4. Administre analgésicos. 5. Aplique crema de hidrocortisona (al 1%) y un antihistamínico (difenhidramina) para aliviar prurito y edema. 6. Para una reacción alérgica grave, ayude a la persona a autoadministrarse epinefrina (*véase* página 58). 7. Vigilar la respiración, y si se detiene, aplicar la reanimación cardiopulmonar (RCP). 8. Un piquete en la garganta o boca puede causar edema incluso en una persona no alérgica; haga que chupe hielo.
Araña viuda Mejor conocida como viuda negra, pero este adjetivo es impreciso porque sólo tres de cinco especies son de ese color; las otras son pardas y grises **Figura 5-10**. Sólo las hembras adultas muerden. Tienen un abdomen negro brillante con una mancha roja o amarilla, que a menudo tiene la forma de un reloj de arena, o manchas o bandas blancas en el abdomen. La mayoría de las personas nunca ve a la araña.	• Sensación aguda de piquete seguida por un dolor sordo entumecedor. • Dos pequeñas marcas de colmillos que se observan como pequeños puntos rojos. • Dolor abdominal intenso (las mordeduras en un brazo llegan a producir dolor torácico intenso que simula un ataque cardiaco). • Cefalea, calosfríos, fiebre, sudor intenso, náusea y vómito.	1. Limpie con agua y jabón. 2. Aplique una compresa helada a la zona. 3. Administre analgésicos. 4. Busque atención médica tan pronto como sea posible. 5. Si ocurre edema facial o anafilaxia, llame al 9-1-1, o al número de emergencias local, y trate apropiadamente (*véanse* páginas 57-58).

Artrópodos	Qué buscar	Qué hacer
Araña dorso de violín También conocida como reclusa parda, violinista y araña parda **Figura 5-11** .	• Dolor leve a intenso que ocurre en 2 a 8 horas. • Ampolla que se presenta en 48 a 72 horas; se torna roja y estalla; adquiere el aspecto de un ojo de buey **Figura 5-12** . • Náusea, vómito, cefalea y fiebre.	1. Trate la mordedura igual que a la de una araña viuda negra. 2. Si se infecta la herida, aplique ungüento de antibiótico bajo un apósito estéril. 3. Busque atención médica.
Araña hobo También conocida como la araña vagabunda.	Lo mismo que con las arañas dorso de violín.	Trate la mordedura como lo haría con la de una de araña dorso de violín.
Tarántula Muerden sólo cuando son provocadas fuertemente o manejadas en forma brusca. Pueden encajar sus pelos en la piel de la persona **Figura 5-13** .	Varía de dolor terebrante leve a intenso que dura hasta 1 hora.	1. Trate la mordedura igual que la de una araña viuda negra. 2. Para los pelos en la piel, retírelos con una cinta adhesiva, lave con agua y jabón y aplique crema de hidrocortisona (al 1%). 3. Administre un antihistamínico y un analgésico.
Escorpión En Estados Unidos sólo el escorpión de corteza que se encuentra en Arizona es potencialmente letal. Tiene actividad de mayo a agosto.	• Dolor ardoroso. • Entumecimiento u hormigueo que se presentan después.	1. Vigile la respiración. 2. Lave con jabón y agua. 3. Aplique una compresa helada a la zona. 4. Administre analgésicos. 5. Aplique un apósito. 6. Busque atención médica en caso de reacciones graves.
Ciempiés No confundir con un milpiés, el cual no inyecta veneno pero sí irrita la piel.	• Dolor ardoroso. • Inflamación. • Edema leve de ganglios linfáticos.	1. Limpie la herida con jabón y agua. 2. Aplique una compresa helada. 3. Administre analgésicos. 4. Si los síntomas persisten, administre un antihistamínico (difenhidramina) o aplique crema de hidrocortisona (al 1%) en el sitio de la mordida. 5. Casi todas las mordeduras mejoran, incluso sin tratamiento; sin embargo, para las reacciones graves busque atención médica.

(continúa)

Artrópodos	Qué buscar	Qué hacer

Garrapatas
 	
La mayoría son inocuas, pero pueden portar enfermedades (enfermedad de Lyme, fiebre manchada de las Montañas Rocosas, fiebre por garrapatas de Colorado, tularemia, etc.). Mientras más tiempo pase la garrapata incrustada o más hinchada esté con sangre, mayor la posibilidad de transmisión de una enfermedad **Figura 5-15**.
	• No hay dolor inicial; la garrapata a veces pasa inadvertida durante días **Figura 5-14**.
	• Zona roja alrededor del piquete, que indica que se puncionó la piel y el animal se alimenta de la sangre de la persona.
	• Exantema, fiebre y calosfríos.
	• La lesión por la picadura varía de una pequeña pápula a edema extenso y a una úlcera.
		Las garrapatas son difíciles de retirar. Su retiro parcial puede causar infección.
		
		Para retirar la garrapata:
		1. Utilice pinzas o una de las herramientas para retiro de garrapatas que la sujetan lo más cerca de la piel **Figura 5-16**.
		2. Haga tracción ascendente y continua bajo presión constante.
		3. **NO** tuerza o agite a la garrapata.
		4. Levántela hasta la superficie cutánea, mantenga esta posición hasta que la garrapata se suelte (casi 1 minuto).
		5. Haga tracción de la garrapata, alejándola de la piel. Trate de no hacer una tracción tan fuerte que fragmente al animal, lo que dejaría partes de su boca encajadas.
		6. **NO** use uno de los siguientes métodos ineficaces para retirar la garrapata:
		  • Vaselina.
		  • Barniz de uñas.
		  • Alcohol.
		  • Gasolina.
		  • Contacto con un cerillo encendido, o una aguja o grapa para papel calientes.
		7. **NO** sujete la garrapata por la parte posterior de su cuerpo; sus órganos internos pudiesen fragmentarse con el resultado de impulsar su contenido al interior de la persona.

	Cuando se retira por completo la garrapata.	1. Lave sus manos y la zona con jabón y agua. Aplique alcohol para desinfectar más la zona. 2. Aplique una compresa helada para disminuir el dolor. 3. Aplique loción de calamina o crema de hidrocortisona para aliviar el prurito.

Artrópodos	Qué buscar	Qué hacer
		4. Coloque la garrapata en una bolsa de plástico y acuda con un médico en las siguientes 72 horas para su identificación y el posible tratamiento con antibióticos para prevenir enfermedades graves, como la de Lyme. 5. Si hay exantema, fiebre o síntomas similares a los gripales (cefalea, cuerpo cortado y/o náusea) en los 3 a 30 días después de retirar la garrapata, busque atención médica, con o sin el insecto.
	Partes de la boca de la garrapata se fragmentan y permanecen en la piel.	1. Si no le es posible retirar las partes fácilmente, déjelas en su lugar y trate con paños húmedos calientes y ungüento de antibiótico. Las partes retenidas, por lo general, se expulsan, y la piel sana. 2. Si ocurre infección, busque atención médica.
Nigua Los piquetes llegan a ocurrir por cientos.	• Prurito intenso que ocurre después de varias horas. • Pequeños verdugones rojos. • Infección cutánea.	1. Lave con jabón y agua y enjuague varias veces. 2. Aplique una compresa helada a la zona. 3. Aplique crema de hidrocortisona (al 1%) o loción de calamina. 4. Administre un antihistamínico (difenhidramina).
Mosquito	• Prurito. • Edema leve.	1. Lave la parte afectada con jabón y agua. 2. Aplique una compresa helada. 3. Aplique loción de calamina o crema de hidrocortisona (al 1%) para disminuir el prurito. 4. Para una persona con numerosos piquetes o una reacción alérgica tardía suele ser útil un antihistamínico (difenhidramina) cada 6 horas o cortisona prescrita por un médico.
Pulga	• Prurito. • Múltiples piquetes, denominados "de desayuno, almuerzo y cena".	1. Aplique una compresa fría. 2. Aplique crema de hidrocortisona (al 1%). 3. Administre un antihistamínico (difenhidramina).

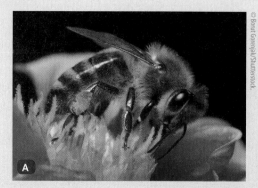
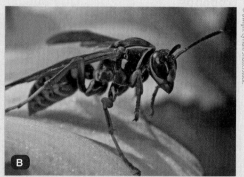
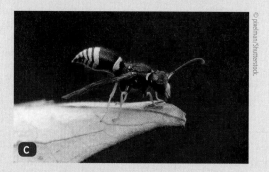
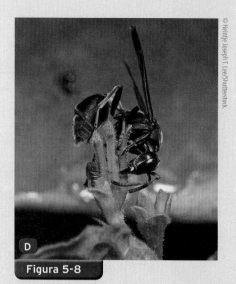
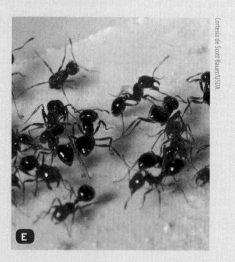

Figura 5-8

Insectos que pican. **A.** Abeja melífera. **B.** Avispa chaqueta amarilla. **C.** Avispón. **D.** Avispa. **E.** Hormigas coloradas.

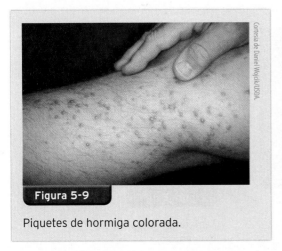

Figura 5-9

Piquetes de hormiga colorada.

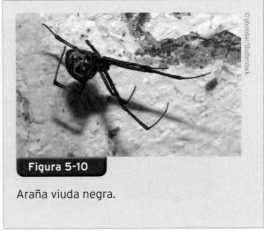

Figura 5-10

Araña viuda negra.

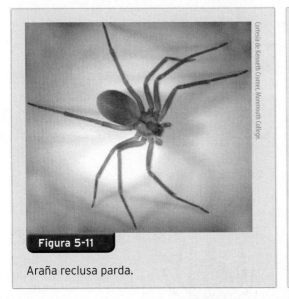

Figura 5-11

Araña reclusa parda.

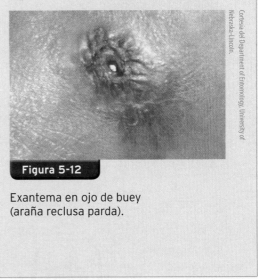

Figura 5-12

Exantema en ojo de buey
(araña reclusa parda).

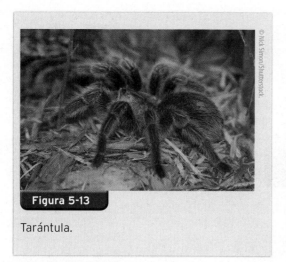

Figura 5-13

Tarántula.

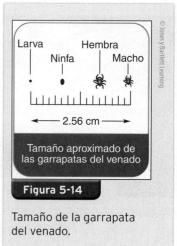

Figura 5-14

Tamaño de la garrapata del venado.

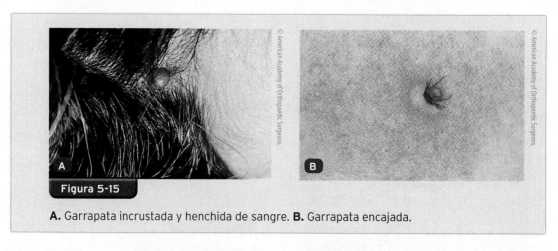

Figura 5-15

A. Garrapata incrustada y henchida de sangre. **B.** Garrapata encajada.

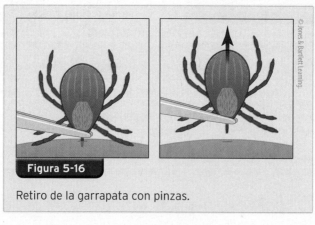

Figura 5-16

Retiro de la garrapata con pinzas.

▶ Lesiones por animales marinos

Antes de ayudar, realice las acciones apropiadas descritas en las páginas 5-6.

Llame a los salvavidas o al número de emergencias local (9-1-1 en Estados Unidos) si la persona no respira, presenta hemorragia cuantiosa o signos de reacción alérgica intensa, como problemas para respirar, o si se ha afectado la cara o una amplia superficie corporal.

Un tratamiento útil para una especie de medusa puede empeorar la picadura de otra. Esto contribuye a la confusión en cuanto a qué tratamiento es mejor. Por ejemplo, hay controversia en cuanto a si debería usarse vinagre para tratar las picaduras de una medusa. De acuerdo con una revisión de *Annals of Emergency Medicine,* en 19 artículos médicos acreditados se encontró que el vinagre aumenta el dolor o la descarga del nematoquiste de casi todas las especies de medusa de Estados Unidos y, por lo tanto, no debería usarse. Si es posible, verifique con los expertos locales.

Tipo de lesión	Animal marino	Qué hacer
Mordedura, rasgadura o punción	• Tiburones **Figura 5-17**. • Barracudas. • Anguilas. • Focas.	1. Vigile la respiración. 2. Controle la hemorragia. 3. Lave la herida con jabón y agua. 4. Irrigue la zona con agua a presión. 5. Trate el estado de shock.
Picadura	• Medusa **Figura 5-18** • Carabela portuguesa **Figura 5-19**. • Anémona de mar. • Coral de fuego.	**Para especies de Estados Unidos:** 1. Retire los tentáculos con agua oceánica. **NO** use agua dulce. 2. Hay controversia en cuanto al uso de vinagre para las picaduras de medusa; lo que funciona para una especie puede resultar peor en otra. Sólo para la cubomedusa o avispa de mar o la carabela portuguesa, enjuague la zona con vinagre durante 30 segundos. 3. Retire los tentáculos colgantes rápidamente con pinzas y por rascado con una tarjeta de crédito, hoja de rasurar o un palito limpio. 4. Para todas las picaduras de medusa en Estados Unidos y Hawái, humedezca la zona con agua caliente no cerca de la ebullición durante 20 minutos. Es posible aplicar lidocaína de venta libre en la piel afectada. 5. **NO** use los siguientes remedios: orina humana, ablandador de carne, alcohol y vendaje a presión.
Picadura	• Serpiente marina. • Pulpo. • Caracol cono.	1. Vigile la respiración. 2. Controle la hemorragia. 3. Aplique un vendaje a presión en toda la extremidad torácica o pélvica.

(continúa)

Tipo de lesión	Animal marino	Qué hacer
Punción (por espina)	• Mantarraya **Figura 5-20** . • Pez escorpión. • Pez piedra. • Estrella de mar. • Bagre o pez gato.	1. Humedezca la zona con agua caliente durante 30 a 90 minutos o hasta que ceda el dolor. **NO** utilice agua cerca del punto de ebullición. 2. Retire los detritos con pinzas. 3. Lave la herida con jabón y agua. 4. Irrigue la zona con agua a presión. 5. Trate la herida.

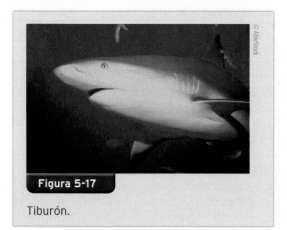

Figura 5-17

Tiburón.

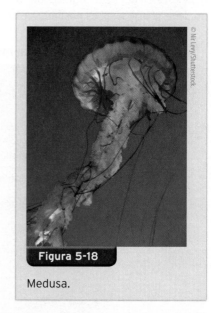

Figura 5-18

Medusa.

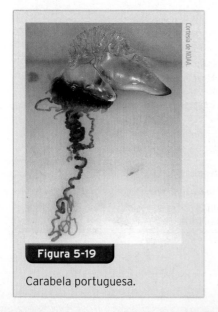

Figura 5-19

Carabela portuguesa.

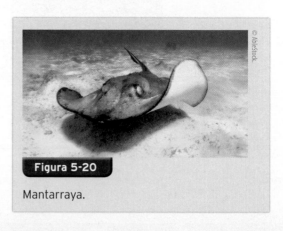

Figura 5-20

Mantarraya.

Temperatura (°C)

Humedad relativa (%)	22.4	24.4	26.4	28.4	30.4	32.2	34.4	36.4	38.4	40.4	42.4	44.4	46.4	48.4	50.4	52.4
40	22.4	23.4	25.4	27.4	30.4	33.4	36.4	39.4	43.4	47.4	51.4	56.4	61.4	66.4	72.4	78.4
45	22.4	24.4	26.4	29.4	31.4	35.4	38.4	42.4	46.4	51.4	56.4	61.4	66.4	72.4	79.4	
50	23.4	25.4	27.4	30.4	33.4	37.4	41.4	45.4	50.4	55.4	59.4	66.4	73.4	79.4		
55	23.4	26.4	28.4	31.4	35.4	39.4	43.4	48.4	54.4	59.4	66.4	72.4	79.4			
60	24.4	26.4	30.4	33.4	37.4	42.4	47.4	52.4	58.4	65.4	71.4	79.4				
65	24.4	27.4	31.4	35.4	40.4	45.4	50.4	56.4	62.4	70.4	78.4					
70	25.4	28.4	32.2	37.4	42.4	47.4	54.4	61.4	68.4	76.4						
75	26.4	30.4	34.4	39.4	45.4	51.4	58.4	66.4	72.4							
80	26.4	31.4	36.4	42.4	48.4	55.4	63.4	71.4								
85	27.4	32.2	38.4	44.4	52.4	59.4	68.4	77.4								
90	28.4	33.4	40.4	47.4	55.4	64.4	73.4									
95	28.4	35.4	42.4	50.4	59.4	69.4										
100	29.4	37.4	45.4	54.4	63.4	74.4										

Posibilidad de trastornos por calor con la exposición prolongada o la actividad extenuante

☐ Precaución   ☐ Precaución extrema   ☐ Peligro   ■ Peligro extremo

Figura 5-21

Tabla de índice de calor.

Cortesía de NOAA

▶ Emergencias relacionadas con el calor

Las emergencias relacionadas con el calor incluyen una variedad de trastornos. Algunos son frecuentes, pero sólo el golpe de calor pone en riesgo la vida y sin tratamiento causa la muerte. El índice de calor compilado por el National Weather Service enlista la posibilidad de enfermedad por calor con diversas combinaciones de temperatura y humedad **Figura 5-21**.

Golpe de calor

Hay dos tipos de golpe de calor: clásico y por ejercicio. Las características frecuentes del golpe de calor clásico son las siguientes:

- Tiene más probabilidad de ocurrir en:
  - Personas de edad avanzada.
  - Enfermos crónicos o sedentarios.
  - Personas que toman ciertos medicamentos por prescripción.
  - Personas que abusan de drogas o alcohol.
- Es frecuente durante las ondas de calor.
- La persona afectada no suda.

Las características frecuentes del golpe de calor por ejercicio son las siguientes:

- Afecta a personas jóvenes sanas que no están acostumbradas al calor.
- Suele presentarse durante la actividad extenuante.
- Hay prevalencia de sudor en alrededor de 50% de las personas afectadas.

¡El golpe de calor pone en riesgo la vida y debe tratarse con rapidez!

Qué buscar

- Piel en extremo caliente cuando se toca, por lo general seca, pero a veces está húmeda por sudor relacionado con el trabajo o el ejercicio extenuante.
- Alteración del estado mental que va desde ligera confusión, agitación y desorientación, hasta la ausencia de respuesta.

Qué hacer

1. Retire a la persona del ambiente caliente a una zona sombreada y fresca.
2. Retire la ropa y deje sólo la interior.
3. Enfríe a la persona con rapidez por cualquier medio posible. En algunas localidades remotas esto se dificulta. **NO** retrase el enfriamiento de la persona si es posible usar cualquiera de los siguientes métodos (en orden de eficacia):
   - Inmersión total del cuerpo en agua fría: Coloque a la persona en agua fría hasta el cuello. **NO** deje a la persona sola.
   - Enfriamiento por evaporación: Rocíe agua fría sobre la piel o empápela y ventílela vigorosamente.
   - Coloque compresas heladas en las axilas, ingles y a los lados del cuello de la persona.
4. **NO** administre ácido acetilsalicílico (aspirina) o paracetamol, puesto que son ineficaces para disminuir la temperatura corporal en el golpe de calor.
5. Detenga el enfriamiento cuando mejore el estado mental.
6. Vigile a la persona con frecuencia, ya que las temperaturas elevadas pueden volver después del enfriamiento.
7. Llame al 9-1-1, o al número de emergencias local, tan pronto como sea posible.

Agotamiento por calor

El agotamiento por calor difiere del golpe de calor porque la persona no tiene alteración del estado mental y su piel está pegajosa, no caliente. Sin embargo, al igual que en el golpe de calor, usted debería enfriarla, aunque no de manera tan intensiva como en aquél. La recuperación puede tardar hasta 24 horas.

Qué buscar

- Sudor.
- Sed.
- Fatiga.
- Síntomas gripales (cefalea, cuerpo cortado y náusea).
- Disnea.
- Frecuencia cardiaca rápida.

Qué hacer

1. Traslade a la persona a un lugar fresco.
2. Retire la ropa excesiva.
3. Rocíe agua fría sobre la piel de la persona o empápela y ventílela vigorosamente.
4. Si la persona es capaz de deglutir, adminístrele una bebida deportiva comercial, jugo de fruta o agua ligeramente salada; si no dispone de ninguna de estas opciones, administre agua fría. **NO** proporcione comprimidos de sal.
5. Llame al 9-1-1, o al número de emergencias local, si no hay mejoría en 30 minutos. El agotamiento por calor puede convertirse en golpe de calor.

Hiponatriemia (intoxicación hídrica)

La hiponatriemia, también conocida como intoxicación hídrica, se llega a presentar cuando una persona bebe demasiada agua, lo que elimina sodio del cuerpo. La pérdida de sodio rara vez es un problema, a menos que la persona sude profusamente por periodos prolongados y beba grandes cantidades de agua.

Qué buscar	Qué hacer
• La persona bebió demasiada agua (> 1 litro por hora). • Micción frecuente; la orina es clara. • Sudor profuso durante periodos prolongados. • Mareo, debilidad, náusea, vómito, cefalea. • Alteración del estado mental. • La pérdida grave de sodio tiende a causar convulsiones o ausencia de respuesta y resultar fatal.	1. Traslade a la persona a un lugar fresco. 2. **NO** administre más líquidos. 3. Administre alimentos salados. **NO** proporcione comprimidos de sal porque suelen irritar el estómago y causar náusea y vómito. 4. Ante una persona con alteración del estado mental, llame tan pronto como sea posible al 9-1-1 o al número de emergencias local.

Calambres por calor

Qué buscar	Qué hacer
Espasmos musculares dolorosos que afectan la parte posterior de una pierna o el abdomen y que aparecieron súbitamente durante o después del ejercicio físico.	El alivio en ocasiones requiere varias horas. 1. Haga que la persona repose en un área fresca. 2. Adminístrele agua fría ligeramente salada (disuelva 1.25 g de sal [un cuarto de cucharadita] en un litro de agua) o una bebida comercial deportiva. **NO** administre comprimidos de sal. 3. Estire cualquier músculo acalambrado.

Síncope por calor

Qué buscar	Qué hacer
Mareo o desmayo que ocurre inmediatamente después de la actividad física extenuante en un ambiente cálido.	1. Si la persona no responde, verifique su respiración. Aquella con síncope por calor, por lo general, se recupera rápidamente. 2. Si la persona cayó, revísela en cuanto a lesiones. 3. Haga que la persona repose en una zona fresca. 4. Humedezca la piel con un trapo húmedo frío o un frasco rociador. 5. Si la persona no presenta náusea y está por completo alerta y es capaz de deglutir, adminístrele agua ligeramente salada fría (disuelva un cuarto de cucharadita [1.25 g] de sal en un litro de agua) o proporciónele una bebida deportiva comercial. **NO** ofrezca comprimidos de sal.

Edema por calor

Qué buscar	Qué hacer
Tobillos y pies hinchados en el transcurso de unos cuantos días en un ambiente caliente.	1. Haga que la persona utilice tobilleras de sostén. 2. Eleve las piernas.

Exantema por calor (sarpullido)

Qué buscar	Qué hacer
Exantema pruriginoso de la piel húmeda por sudor; el trastorno se observa en regiones húmedas después de la sudación prolongada.	1. Secar y refrescar la piel de la persona. 2. Limitar la exposición al calor.

▶ Emergencias relacionadas con el frío

Hipotermia

Antes de ayudar, realice las acciones apropiadas descritas en las páginas 5-6.

La hipotermia no necesita temperaturas por debajo de la congelación **Figura 5-22** . Se presenta cuando la temperatura corporal (37 °C) disminuye más de 2 grados. La hipotermia intensa pone en riesgo la vida. Revise un posible congelamiento.

Trate a la persona con hipotermia como sigue:

1. Interrumpa la pérdida de calor:
   - Retire a la persona del frío.
   - Trate a la persona con gentileza.
   - Sustituya la ropa húmeda por seca.
   - Agregue aislamiento (p. ej., cobijas, toallas, almohadas, bolsas para dormir) debajo y alrededor de la persona. Cubra su cabeza.
   - Cubra a la persona con una barrera contra el vapor (p. ej., lona, plástico, bolsas de basura) para prevenir la pérdida de calor. **NO** cubra la boca y/o nariz. Si no puede retirar la ropa húmeda, coloque una barrera de vapor entre ésta y el aislamiento. En una persona seca, la barrera de vapor se puede colocar fuera del aislamiento.
2. Mantenga a la persona en posición plana (horizontal).

Las siguientes son precauciones adicionales para los cuidados de la hipotermia:

- **NO** proporcione a una persona con alteración del estado mental y disminución de la respuesta ninguna bebida caliente, ya que esto muchas veces causa ahogamiento e inhalación del líquido. Si la persona tiene suficiente respuesta para deglutir, proporciónele bebidas azucaradas tibias; esto ayudará a proveer más calorías para consumir.
- **NO** frote las extremidades.
- **NO** coloque a la persona en una regadera o baño.

Tabla del factor congelante del viento

En vigor 11/01/01

En calma	40	35	30	25	20	15	10	5	0	-5	-10	-15	-20	-25	-30	-35	-40	-45
5	36	31	25	19	13	7	1	-5	-11	-16	-22	-28	-34	-40	-46	-52	-57	-63
10	34	27	21	15	9	3	-4	-10	-16	-22	-28	-35	-41	-47	-53	-59	-66	-72
15	32	25	19	13	6	0	-7	-13	-19	-26	-32	-39	-45	-51	-58	-64	-71	-77
20	30	24	17	11	4	-2	-9	-15	-22	-29	-35	-42	-48	-55	-61	-68	-74	-81
25	29	23	16	9	3	-4	-11	-17	-24	-31	-37	-44	-51	-58	-64	-71	-78	-84
30	28	22	15	8	1	-5	-12	-19	-26	-33	-39	-46	-53	-60	-67	-73	-80	-87
35	28	21	14	7	0	-7	-14	-21	-27	-34	-41	-48	-55	-62	-69	-76	-82	-89
40	27	20	13	6	-1	-8	-15	-22	-29	-36	-43	-50	-57	-64	-71	-78	-84	-91
45	26	19	12	5	-2	-9	-16	-23	-30	-37	-44	-51	-58	-65	-72	-79	-86	-93
50	26	19	12	4	-3	-10	-17	-24	-31	-38	-45	-52	-60	-67	-74	-81	-88	-95
55	25	18	11	4	-3	-11	-18	-25	-32	-39	-46	-54	-61	-68	-75	-82	-89	-97
60	25	17	10	3	-4	-11	-19	-26	-33	-40	-48	-55	-62	-69	-76	-84	-91	-98

Velocidad del viento (mph)

Tiempo para la congelación   ▢ 30 minutos   ◼ 10 minutos   ◼ 5 minutos

Viento helado (°F) = 35.74 + 0.6215T − 35.75 $(V^{0.16})$ + 0.4275T $(V^{0.16})$
Donde T = temperatura del aire (°F), V = velocidad del viento (1 mph = 1.6 km/h)

Cortesía del National Weather Service/NOAA.

Figura 5-22

Tabla del factor congelante del viento.

Hipotermia leve

Qué buscar

- Escalofríos vigorosos incontrolables. Deseables porque generan calor que recalentará a la persona con hipotermia leve.
- Los "retumbos"; es decir, quejas, balbuceos, torpeza, tartamudeos, caídas.
- Piel fresca o fría en el abdomen, el tórax o el dorso.

Qué hacer

1. Siga los pasos antes mencionados para tratar a una persona con hipotermia.
2. Aplique calor al tórax, las axilas y el dorso (en ese orden). Use cojinetes eléctricos grandes, cobijas eléctricas o botellas de agua caliente. Coloque un aislamiento entre la piel y la fuente de calor para prevenir quemaduras.
3. Proporcione bebidas azucaradas tibias que brinden energía (calorías), y aliento psicológico. Estas bebidas no aportarán suficiente calor para recalentar a la persona.
4. **NO** administre a la persona alcohol para beber; dilata los vasos sanguíneos y propicia una mayor pérdida de calor.
5. **NO** permita que la persona use tabaco.
6. Si la persona es recalentada en forma adecuada y tiene ya un estado mental normal, por lo general usted no necesitará evacuarla para atención médica.

Hipotermia grave

Qué buscar	Qué hacer
• Músculos rígidos y duros. • Sin calosfríos. • La piel se siente helada y tiene color azulado. • Alteración del estado mental. • Frecuencia cardiaca lenta. • Frecuencia respiratoria lenta. • La persona puede parecer muerta.	1. Siga los pasos antes mencionados para tratar a una persona con hipotermia. 2. Corte la ropa húmeda de la persona para retirarla. 3. Vigile su respiración y provea RCP si es necesario. **NO** inicie RCP si: • La persona ha estado sumergida en agua fría durante más de 1 hora. • La persona tiene lesiones obviamente fatales. • La persona está congelada (p. ej., hielo en las vías aéreas). • La persona tiene un tórax rígido o que no se puede comprimir. • Los rescatistas están exhaustos o en peligro. 4. Llame al 9-1-1 o al número local de emergencias. 5. Verifique la frecuencia cardiaca de la persona durante 45 segundos antes de iniciar la RCP. 6. Provea recalentamiento, si es posible, por aplicación de calor al tórax, las axilas y el dorso (en ese orden). Use cojinetes eléctricos grandes o cobijas, cojinetes grandes de calor químico o frascos de agua caliente. Coloque un aislamiento entre la piel y la fuente de calor, para revenir quemaduras.

Congelación profunda

Antes de ayudar, realice las acciones apropiadas descritas en las páginas 5-6.

Ocurre la congelación profunda sólo a temperaturas por debajo del punto de congelación, que principalmente afectan los pies, las manos, los oídos y la nariz **Figura 5-23**. Todas las lesiones por congelación profunda requieren los mismos primeros auxilios terapéuticos. Si ocurre congelación profunda, traslade a la persona a un lugar tibio. **NO** permita que ésta camine sobre pies congelados. Retire la ropa y la joyería (p. ej., anillos) de la parte corporal congelada.

Es difícil juzgar la intensidad y extensión de la congelación profunda hasta horas después de su descongelamiento. Las consecuencias más graves de la congelación profunda ocurren cuando el tejido muere (gangrena); cuando esto ocurre, hay casos en que podría tener que amputarse la porción afectada. Mientras más tiempo permanece congelado el tejido es peor la lesión. Verifique la hipotermia en cualquier persona con congelación profunda. Trate la hipotermia y otras lesiones que ponen en riesgo la vida antes de tratar el congelamiento. Busque atención médica tan pronto como sea posible.

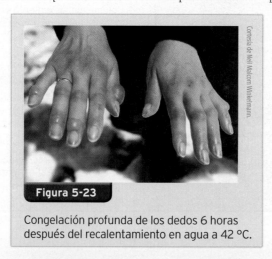

Figura 5-23

Congelación profunda de los dedos 6 horas después del recalentamiento en agua a 42 °C.

Cortesía de Neil Malcom Winkelmann.

Qué buscar

Antes de resolverse, la congelación se puede clasificar como superficial o profunda:

- **Congelación superficial.**
  - Piel blanca, cerosa o gris amarillenta.
  - La parte afectada se siente muy fría y entumida. Es probable que haya una sensación de hormigueo o dolor.
  - La superficie cutánea se siente rígida o crujiente, y el tejido subyacente se percibe blando cuando es deprimido en forma suave y firme.

- **Congelación profunda.**
  - La parte afectada se siente fría, dura y sólida y no puede deprimirse; se percibe como un pedazo de madera o carne congelada.
  - La piel en la porción corporal afectada está pálida y cerosa.
  - Una porción fría y dolorosa súbitamente deja de doler.

Qué hacer

1. Retirar a la persona del frío hacia una zona tibia; de ser posible, no deje que utilice una extremidad congelada hasta que se reciba atención médica.

2. Retire cualquier ropa húmeda y artículos que constriñan, como los anillos, para evitar que se altere la circulación sanguínea.

3. **NO** intente descongelar la parte corporal si (a) se cuenta con atención médica a menos de 2 horas de distancia; (b) la zona afectada se ha descongelado; (c) no se dispone de refugio, agua caliente y un recipiente, o (d) hay riesgo de recongelamiento.

4. Utilice el método de recalentamiento rápido húmedo si (a) se cuenta con atención médica a más de 2 horas de distancia; (b) no hay posibilidad de recongelamiento de la zona afectada, o (c) se dispone de refugio, agua caliente y un recipiente. Si bien se recomienda el recalentamiento rápido, tal vez usted no sea capaz de evitar el descongelamiento lento; debería permitir éste sólo si es el único método disponible.

5. *Método húmedo y rápido de recalentamiento:* Coloque la porción congelada en agua tibia [38 a 40 °C]. **NO** use otras fuentes de calor (p. ej., fuego, calentadores de espacios, horno). Si usted no tiene un termómetro, una opción es poner su mano dentro del agua durante 30 segundos para comprobar si está caliente, pero no lo suficiente para quemar. Mantenga la temperatura del agua mediante la adición de agua caliente, según se requiera. El recalentamiento suele requerir de 20 a 40 minutos o hasta que la porción corporal se torne blanda y plegable al tacto y adquiera un aspecto rojo/púrpura. Seque la zona con aire; **NO** frote. Para ayudar a controlar el dolor intenso durante el recalentamiento, administre a la persona ibuprofeno. Para lesiones auditivas o faciales es mejor aplicar lienzos tibios húmedos y cambiarlos con frecuencia.

6. *Precauciones:*
   - **NO** frote o dé masaje a la zona afectada.
   - **NO** aplique hielo, nieve o agua fría a la zona afectada.
   - **NO** recaliente la zona afectada en un horno o con el escape de la parte posterior de un vehículo, o sobre fuego.
   - **NO** rompa las ampollas.
   - **NO** permita que la persona fume o beba alcohol.
   - **NO** recaliente si hay posibilidad de un recongelamiento.
   - **NO** permita que la porción descongelada se recongele, ya que esto producirá mayor daño (p. ej., gangrena).

(continúa)

Qué buscar

Después del descongelamiento puede clasificarse la congelación en grados, a semejanza de cómo se clasifican las quemaduras:

- Congelación de primer grado.
  - La parte afectada está tibia, hinchada e hipersensible.
- Congelación de segundo grado.
  - Se forman ampollas en minutos a horas después del descongelamiento, y crecen durante varios días **Figura 5-24**.
- Congelación de tercer grado.
  - Las ampollas son pequeñas y contienen líquido rojo azulado o púrpura. La piel circundante suele ser roja o azul, y tal vez no se blanquee cuando se le aplica presión.

Qué hacer

Después del descongelamiento:

1. Si los pies están afectados, no permita que la persona camine. Será imposible usar los pies después de que se recalienten, a menos que sólo se afecten los dedos gordos.
2. Proteja la zona afectada del contacto con ropas personales y de cama.
3. Coloque un paquete de gasa voluminoso seco y limpio en la parte afectada y entre los dedos de pies y manos, para absorber la humedad y evitar que se adhieran entre sí.
4. Eleve ligeramente la parte afectada por arriba del nivel del corazón para disminuir el dolor y el edema.
5. Aplique gel de Aloe vera para promover la cicatrización cutánea.
6. Administre ibuprofeno para limitar el dolor y la inflamación.
7. Administre líquidos si la persona está alerta y es capaz de deglutir.
8. Busque atención médica tan pronto como sea posible.

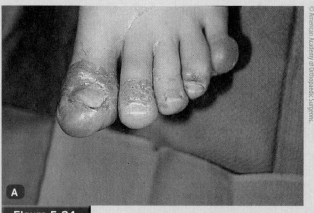
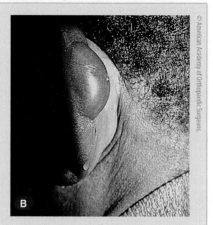

© American Academy of Orthopaedic Surgeons.

Figura 5-24

Congelación de segundo grado del dedo gordo **(A)** y el oído **(B)**.

Congelación superficial

Ocurre congelación superficial cuando se congela agua sobre la superficie de la piel. En ocasiones es difícil precisar la diferencia entre congelación superficial y profunda. Se debe tomar en serio a la congelación superficial, ya que puede ser el primer signo de congelación profunda inminente.

Qué buscar	Qué hacer
• Color amarillo a gris de la piel. • Escarcha (cristales de hielo) en la piel. • Hormigueo inicial o entumecimiento que puede tornarse doloroso.	1. Retire a la persona del lugar frío a uno tibio. 2. Caliente con suavidad la zona afectada colocándola en una parte del cuerpo caliente (p. ej., haga que la persona ponga sus manos desnudas bajo las axilas) o aplique un paquete químico caliente cubierto por un lienzo. Para la nariz, respirar cubriéndola con las manos. 3. **NO** frotar la zona.

▶ Intoxicaciones

Antes de ayudar, realice las acciones apropiadas descritas en las páginas 5-6.

Intoxicación por deglución

Afortunadamente, la mayoría de las sustancias tóxicas tienen poco efecto y se ingieren en cantidades tan pequeñas que rara vez el proceso es grave. No obstante, el potencial de intoxicación grave o fatal siempre está presente.

Qué buscar	Qué hacer

• Dolor y cólicos abdominales.
• Náusea o vómito.
• Diarrea.
• Quemaduras, olor o manchas alrededor de la boca y en su interior.
• Mareo o inconsciencia.
• Convulsión.
• Un recipiente cercano con la sustancia tóxica.
	1. Trate de determinar:
	  • La edad y el peso de la persona.
	  • El estado general de la persona.
	  • Qué sustancia tóxica deglutió.
	  • Cuándo lo hizo.
	  • Qué tanto ingirió.
	2. Llame en Estados Unidos a la línea de emergencia del National Poison Control Center 1-800-222-1222, incluso si no hay datos de intoxicación presentes.
	3. Siga las instrucciones.
	4. Coloque a la persona en decúbito lateral izquierdo para retrasar que la sustancia tóxica pase a los intestinos y prevenir la inhalación del vómito si ocurre.
	5. Vigile la respiración, y si se detiene, provea RCP.
	6. *Precauciones:*
	  • **NO** administre nada para comer o beber a menos que el centro de control de intoxicaciones le recomiende tal cosa.

(continúa)

Qué buscar   Qué hacer

- **NO** tratar de causar vómito mediante administrar jarabe de ipecacuana, o por medio de atragantar o picar en el dorso de la garganta de una persona.
- **NO** proveer carbono activado, a menos que lo recomiende así el centro de control de intoxicaciones.
- **NO** seguir los procedimientos de primeros auxilios en la etiqueta de un recipiente.
- **NO** administrar agua o leche para diluir sustancias tóxicas diferentes a las cáusticas o corrosivas (ácidos y álcalis), a menos que así lo indique el personal del centro de control de intoxicaciones. Los líquidos pueden disolver más rápidamente una sustancia tóxica seca, como comprimidos o cápsulas, y llenar el estómago forzando a su contenido (la sustancia tóxica) a dirigirse hacia el intestino delgado, donde se absorberá más rápido. Es factible que ocurra vómito y aspiración.

Intoxicación por inhalación

Todas las personas afectadas requieren atención médica, incluso si parecen recuperadas. Si el escenario no es peligroso, traslade de inmediato a la persona a una zona de aire fresco. **NO** entre al escenario a menos que esté apropiadamente equipado y entrenado.

Qué buscar

- Cefalea.
- Zumbido de oídos (acúfenos).
- Dolor torácico (angina de pecho).
- Debilidad muscular.
- Náusea y vómito.
- Somnolencia y cambios visuales (visión doble o borrosa).
- Ausencia de respuesta.
- Paro respiratorio y cardiaco.
- Índices de una posible intoxicación por monóxido de carbono:
  - Síntomas que aparecen y desaparecen.
  - Síntomas que empeoran o mejoran en ciertos lugares o a ciertas horas del día.
  - Síntomas similares en personas alrededor del enfermo.
  - Mascotas que parecen enfermas.

Qué hacer

1. Llame al 9-1-1, o al número de emergencias local, tan pronto como sea posible.
2. Trate de determinar:
   - Qué sustancia se inhaló.
   - Cuándo ocurrió la exposición.
   - Durante cuánto tiempo se inhaló la sustancia.
   - El estado general de la persona.
3. Coloque a la persona en una posición sentada o reclinada, o cualquiera que facilite de la mejor forma la respiración y sea cómoda. Dé soporte al dorso para una respiración más fácil.
4. Vigile la respiración, y si se detiene, provea RCP.

▶ Reacciones ante hiedra, roble del Pacífico y zumaque venenosos

Antes de ayudar, realice las acciones apropiadas descritas en las páginas 5-6.

Es posible encontrar hiedra venenosa en todo Estados Unidos, excepto Hawái y Alaska **Figura 5-25**. El roble venenoso del Pacífico crece en algunos estados del este y en la Costa Oeste de Estados Unidos **Figura 5-26**. Se encuentra zumaque venenoso en zonas pantanosas de la Costa Este, en especial en el sureste **Figura 5-27**.

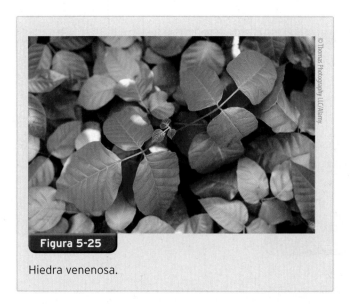

Figura 5-25

Hiedra venenosa.

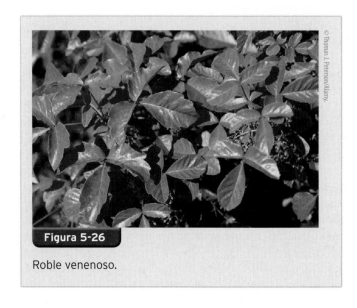

Figura 5-26

Roble venenoso.

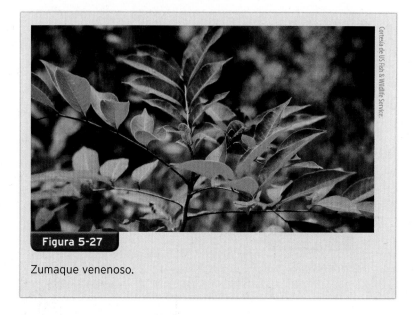

Cortesía de US Fish & Wildlife Service.

Figura 5-27

Zumaque venenoso.

La hiedra venenosa que prospera en una región tal vez no se parezca a aquella encontrada a la mitad del país, y el roble venenoso de la Costa Este es muy diferente del de la Costa Oeste. Sin embargo, la dermatitis que causan estas plantas, y su tratamiento, son similares **Figura 5-28**.

La sustancia tóxica en estas plantas es el urushiol, una sustancia química que se encuentra en la savia de la planta. Todas las partes de la planta, hojas, tallos, raíces, flores y bayas, contienen aceite de urushiol. Casi 50% de las personas expuestas a estas plantas presentan un exantema. A veces se inicia una reacción alérgica tan pronto como 6 horas después de la exposición, con una línea de pequeñas ampollas que se forman donde la piel rozó la planta, seguida por eritema, edema y ampollas grandes. Por lo general, el inicio de los síntomas ocurre 24 a 72 horas después de la exposición. En seguida de la erupción inicial, puede aparecer exantema en otras zonas del cuerpo durante hasta 2 semanas, lo cual depende de la cantidad de urushiol a la que se expuso la piel y/o la parte del cuerpo en que se absorbió la sustancia.

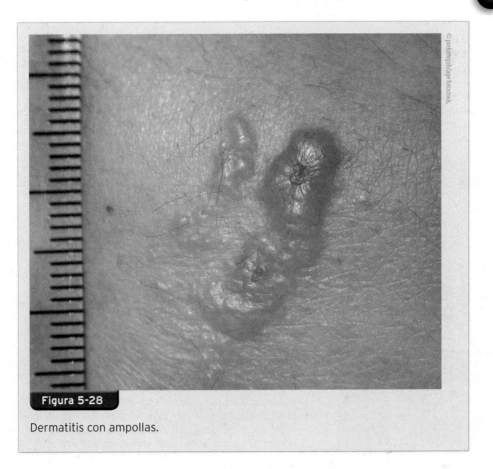

Figura 5-28

Dermatitis con ampollas.

Las dermatitis por hiedra, roble y zumaque venenosos son trastornos autolimitantes. Sin tratamiento alguno, un caso leve de cualquiera de estas intoxicaciones suele desaparecer en casi 2 semanas. Por lo general, la molestia es significativa y la crema de hidrocortisona o su ungüento (al 1%) de venta libre ofrecen poco beneficio. Aunque los procedimientos de primeros auxilios aquí discutidos no curarán el trastorno, aliviarán el sufrimiento. Busque asesoría médica para los casos graves.

No se preocupe en cuanto a la transmisión del exantema a otras personas; no es contagioso, y el líquido de las ampollas no contiene el irritante. Sin embargo, el aceite o sus partículas llegan a transportarse en la piel de los animales y en el humo de las plantas en ignición. Ambos procesos son capaces de afectar a una persona con alergia.

Qué buscar	Qué hacer
Contacto conocido dentro del lapso de 5 minutos en las personas con piel sensible y por hasta 1 hora en personas con piel moderadamente sensible.	Si fue dentro del lapso de 5 minutos después de la exposición: 1. Limpie con suavidad la piel con alcohol. **NO** frote. **NO** use toallitas para limpieza con alcohol. 2. A continuación, o si no se dispone de alcohol, lave la piel con grandes cantidades de agua corriente fría. No se requiere jabón, pero si se usa, enjuague con grandes cantidades de agua corriente fría. **NO** frote la piel. 3. **NO** use gasolina.
Dermatitis leve: prurito	1. Aplique cualquiera de los siguientes: • Baño de avena coloidal (productos calmantes para baño de la marca Aveeno). • Pasta de bicarbonato de sodio (una cucharadita [5 g] de agua mezclada con tres cucharaditas [15 g] de bicarbonato de sodio). • Loción de calamina. • Solución de acetato de aluminio (solución de Burow). • Medicamento prescrito por un médico. 2. Si no se dispone de alguno de los anteriores, suele resultar benéfico aplicar hidrocortisona de venta libre en casos leves.
Dermatitis moderada: prurito y edema	• Trate igual que ante signos y síntomas leves. • Aplique un ungüento de cortisona prescrito por un médico.
Dermatitis grave: prurito, edema y ampollas	• Trate igual que los síntomas leves y moderados. • Aplique cortisona tópica u oral prescrita por un médico. • Busque atención médica si la persona inhala humo de una planta que arde, o si la reacción involucra la cara, los ojos, los genitales o grandes superficies corporales.

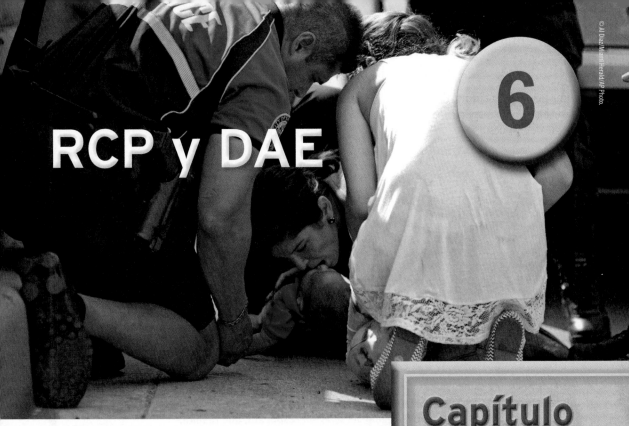

RCP y DAE

6

▶ Diferencia entre un ataque y un paro cardiacos

Ocurre un ataque cardiaco cuando el tejido del corazón muere porque su flujo sanguíneo está notoriamente disminuido o se detuvo, lo que suele ocurrir a causa de un coágulo en una o más arterias coronarias. Los primeros auxilios para un ataque cardiaco se incluyen en la página 59.

Si el daño del músculo cardiaco es muy grave, el corazón de una persona puede dejar de latir, trastorno conocido como paro cardiaco. El paro cardiaco súbito es la principal causa de muerte.

▶ Realización de la RCP

Cuando el corazón de una persona deja de latir, necesita rápidamente ser objeto de reanimación cardiopulmonar (RCP), desfibrilación y auxilio por parte de los servicios de emergencias médicas (SEM). La RCP consta de compresiones torácicas para impulsar sangre hacia el corazón y el cerebro, así como de ventilaciones periódicas para enviar oxígeno a los pulmones. Las técnicas de RCP son similares en lactantes (menores de 1 año), niños (desde 1 año hasta la pubertad) y adultos (de la pubertad en adelante), con ligeras variaciones.

Capítulo
en un vistazo

Verificación de la capacidad de respuesta

Si una persona está inmóvil, verifique su capacidad de respuesta; para ello, toque su hombro y pregúntele si está bien. Si no responde (p. ej., verbalmente, con movimientos, gemidos, etc.), se dice que se encuentra carente de respuesta.

Activar el SEM

Pida a un transeúnte llamar al 9-1-1 o al número local de emergencias. Si usted está solo con un adulto y hay un teléfono cercano, llame al 9-1-1 y obtenga un desfibrilador automático externo (DAE). Si usted está solo con un niño o lactante, aplique cinco conjuntos de 30 compresiones torácicas y dos ventilaciones antes de llamar al 9-1-1 y conseguir un DAE.

Verifique la respiración

Coloque a la persona boca arriba sobre una superficie plana, firme. Observe el movimiento de la cara y el tórax en cuanto a la respiración. Hágalo durante 5 segundos, pero no más de 10. Si la persona no está respirando o sólo boquea ocasionalmente (puede escucharse como una inhalación rápida o gemido/ronquido), necesita RCP. Si la persona está respirando pero no responde, no requiere RCP. Coloque a la persona en la posición de recuperación para mantener la vía aérea permeable y vigilar la respiración **Hoja de destrezas 6-1**.

Hojas de destrezas

6-1   Colocar a una persona sin respuesta, que respira, en la posición de recuperación

Nota: **NO** mueva a una persona con sospecha de daño medular. Déjela en la posición en que la encontró. Si su vía aérea está bloqueada o la zona es insegura, muévala sólo lo necesario para abrir la vía aérea o para alcanzar una localización segura.

Si la persona no responde y está respirando, colóquela de lado en la posición de recuperación.

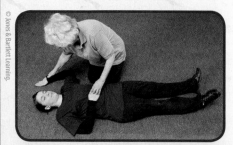

 Arrodíllese cerca de un costado de la persona. Estire ambas piernas, coloque el brazo más cercano alejado del cuerpo con el codo doblado y la palma viendo hacia arriba.

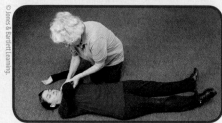

 Lleve el otro brazo atravesando el tórax de la persona y coloque el dorso de la mano contra la mejilla más cercana a usted.

© Jones & Bartlett Learning.

Hoja de destrezas (*continuación*)

6-1 | **Colocar a una persona sin respuesta, que respira, en la posición de recuperación**

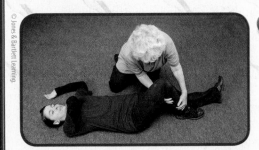

3 Sujete y eleve la rodilla más alejada a usted hasta flexionarla manteniendo el pie plano sobre el piso.

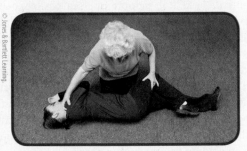

4 Tome la rodilla flexionada de la persona y su hombro, y con un movimiento suave gírela hacia usted sin contorsionar el cuerpo, sobre un lado.

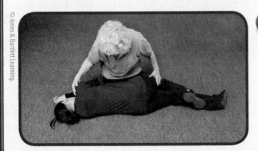

5 Ajuste la porción superior de la extremidad pélvica de manera que tanto cadera como rodilla se doblen en ángulos rectos. La pierna doblada y el codo que toca el piso sirven como apoyos.

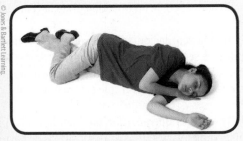

6 Mantenga la mano bajo la mejilla de la persona a fin de amortiguar, mantener la vía aérea abierta y permitir que fluyan los líquidos.

© Jones & Bartlett Learning.

Las ventajas de colocar a una persona sin respuesta que respira sobre su costado incluyen las siguientes:

- Ayuda a mantener la vida aérea abierta.
- Permite que los líquidos (p. ej., sangre, vómito, moco) drenen fuera de la nariz y boca, y no hacia la garganta.
- Si usted está solo, siempre dese tiempo para una llamada en busca de auxilio.

Suele preferirse la posición de recuperación izquierda por los siguientes motivos:

- Retrasa el vómito al colocar el extremo del esófago por arriba del estómago.
- Retrasa los efectos de cualquier sustancia tóxica deglutida al retenerla en el estómago (es posible enfrentar mejor a una sustancia tóxica dentro del estómago que en el intestino delgado).
- Alivia la presión sobre la vena cava de una embarazada (la vena más grande del cuerpo).

Aplique compresiones de tórax

Las compresiones de tórax son el paso más importante de la RCP y, siempre que sea posible, deben hacerse sobre una superficie plana y firme. Haga las compresiones de tórax con dos manos en un adulto, una o dos manos en un niño y dos dedos en un lactante. Las compresiones eficaces requieren que usted presione fuerte y rápido. En las compresiones, el tórax de un adulto debe descender al menos 5 cm pero no más de 6; el tórax de un niño, 5 cm o al menos la tercera parte de la profundidad de la parte alta del cuerpo, y el tórax de un lactante, 4 cm o al menos un tercio del diámetro anteroposterior de la porción superior del cuerpo. Para adultos y niños comprima en el centro del tórax y la mitad inferior del esternón. En los lactantes, coloque dos dedos en el centro de tórax, ambos bajo una línea imaginaria entre los pezones, con el más cercano a la cabeza tocando dicha línea. Después de cada compresión, permita la recuperación de la posición del tórax. **NO** se apoye en el tórax de un adulto o niño.

Administre las compresiones a una frecuencia de al menos 100 o 120 veces por minuto en todas las personas que reciben RCP. Puede ser útil comprimir el tórax al ritmo de la canción "Stayin' Alive" de los Bee Gees o siguiendo los *beats* proporcionados por una aplicación de un teléfono inteligente, la cual se debe haber instalado antes y estar fácilmente accesible.

Administre ventilaciones

Incline el dorso de la cabeza de la persona hacia atrás y levante el mentón para abrir la vía aérea. Con la vía aérea abierta, cierre la nariz con dos dedos, como si aplicara una pinza, y haga un sello hermético sobre la boca de la persona con la suya. Para los lactantes, use la maniobra de inclinación de cabeza y elevación del mentón, pero **NO** incline la cabeza hacia atrás tan lejos como en un adulto o niño. Cubra la boca y nariz del lactante con su boca para hacer un sello hermético. Si no funciona, trate la ventilación boca a boca o boca a nariz.

Para todas las personas que reciben RCP, administre una ventilación que dure 1 segundo, inspire normalmente, y después aplique otra ventilación que dure 1 segundo. Cada ventilación debería hacer que se eleve el tórax. Las ventilaciones en ocasiones causan distensión gástrica. Disminuya al mínimo este problema limitando la fuerza de su ventilación; usted sólo necesita lograr que el tórax de la persona se eleve suavemente.

Es posible colocar un dispositivo en la boca de la persona, o que abarque también la nariz, para proteger contra la transmisión de enfermedades. Hay disponibles varios tipos de dispositivos de barrera. Refiérase a la **Hoja de destrezas 6-2** para los pasos y técnicas apropiadas de RCP de un adulto o niño. Y a la **Hoja de destrezas 6-3** para la RCP de un lactante.

Hojas de destrezas

6-2   RCP de adulto y niño

Nota: Siempre que sea posible utilice un dispositivo de barrera en la boca para prevenir la transmisión de enfermedades. Use las siglas **RAB-CAB** para recordar qué hacer.

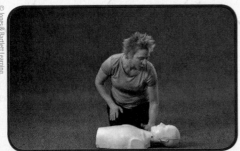

1 **R = ¿Responde?** Toque a la persona en el hombro y exprese en voz alta, "¿Está usted bien?"

Si responde:
- Pregúntele sus principales manifestaciones.
- Use las siglas SAMPLE (signos y síntomas; alergias; medicamentos; antecedentes médicos pertinentes; última ingestión oral; sucesos que llevaron a la enfermedad o lesión).
- Revise a la persona respecto a DOTS (deformidades, heridas abiertas, hipersensibilidad y edema) si se sospecha una lesión.

Si la persona no responde, siga con el paso 2.

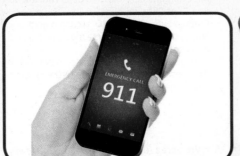

2 **A = Activar** el SEM. Si usted está solo:
- Grite pidiendo ayuda.
- Active el SEM con una llamada al 9-1-1 o al número local de emergencias. Si se usa un teléfono móvil, debería mantenerse al lado de la persona, de ser posible.
- Si no se dispone de un teléfono móvil, retírese de la persona para activar el SEM y obtener un DAE antes de iniciar la RCP.

Si otra persona arriba o está cerca, hágala que active el SEM y obtenga un DAE.

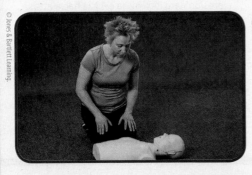

3 **B = ¿Respirando?** (del inglés, *Breathing*)
- Coloque a la persona boca arriba sobre una superficie plana y firme.
- Observe el movimiento del tórax (elevación y descenso) durante 5 segundos, pero no más de 10.
- Si la persona no está respirando o sólo boquea, continúe con el paso 4.
- Si la persona está respirando normalmente, continúe vigilando su respiración hasta que arribe el SEM.

Hoja de destrezas (continuación)

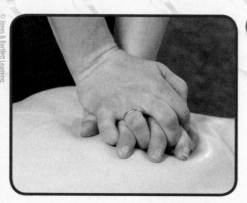

4

C = Compresiones

- Coloque la base de una de sus manos en el centro del tórax de la persona y la mitad inferior de su esternón.
- Coloque su otra mano encima de la primera con los dedos entrelazados. Mantenga sus dedos alejados del tórax de la persona y haga que apunten en dirección contraria a usted; **NO** cruce sus manos.
- Mantenga los brazos rectos y los codos pegados al cuerpo, con sus hombros colocados directo sobre sus manos.
- Empuje con fuerza, descendiendo el esternón al menos 5 a 6 cm en un adulto o 5 cm o un tercio de la dimensión anteroposterior del tórax de un niño.
- Empuje rápido: 100-120 compresiones por minuto. Considere el ritmo de la canción de los Bee Gees "Stayin' Alive".
- Empuje suavemente: **NO** sacuda o golpee y **NO** se detenga en la parte más alta o baja de una compresión.
- Deje que el tórax se retraiga completamente después de cada compresión (**NO** se mantenga apoyado sobre el tórax).

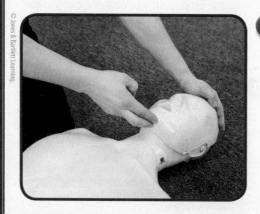

5

A = Vía aérea (del inglés, **A**irway). Abra la vía aérea de la persona.

- Lleve su mano más cercana a la cabeza de la persona y colóquela sobre su frente aplicando presión para inclinar la cabeza hacia atrás.
- Coloque dos dedos de su otra mano bajo la parte ósea de la mandíbula de la persona (cerca del mentón) y elévela. Evite la presión sobre tejidos blandos bajo la mandíbula.
- Incline la cabeza hacia atrás.

Hoja de destrezas (*continuación*)

6-2   RCP de adulto y niño

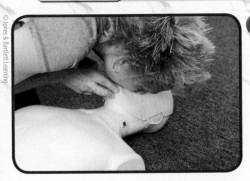

6 **B = Respiraciones** (del inglés, **B**reathing).
Administre dos ventilaciones.
- Mantenga cerrada la nariz de la persona ejerciendo presión con dos dedos, tipo pinza.
- Aplique dos ventilaciones, cada una con duración de 1 segundo (haga usted una inhalación normal después de cada ventilación).
- Observe la elevación del tórax de la persona para determinar si el aire que usted expulsa le ingresa.
- Permita el desinflado del tórax después de cada ventilación.
- Si observa elevación del tórax después de dos ventilaciones, administre 30 compresiones de tórax.
- Si la primera ventilación no hace que el tórax se eleve, reincline la cabeza de la persona para aplicar una segunda ventilación. Si ésta no hace que el tórax se eleve, empiece la RCP (30 compresiones y dos ventilaciones). Cada vez, antes de administrar la primera de dos ventilaciones, abra la boca de la persona y busque un objeto; si lo observa, retírelo.
- Si no puede usar la boca de la persona (p. ej., porque esté gravemente lesionada, el sellado sea ineficaz, no es posible abrirla, o la persona está en el agua), use la maniobra de inclinación de la cabeza y elevación del mentón. Selle con su boca alrededor de la nariz de la persona y ventile.

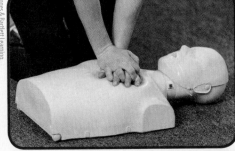

7 Continúe con conjuntos de 30 compresiones torácicas y dos ventilaciones hasta que arribe un DAE (si hay un transeúnte presente, éste pudiese ayudar a las compresiones torácicas mientras usted da la ventilación de rescate, o viceversa).

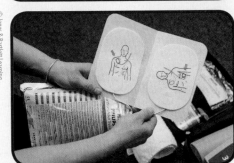

8 Cuando se disponga de un DAE, utilícelo tan pronto como sea posible (*véase* la Hoja de destrezas 6-6).

Hoja de destrezas

| 6-3 | RCP de un lactante |

Use *RAB-CAB*.

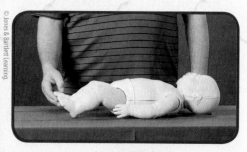

1 **R = ¿Responde?** Toque el pie del lactante y diga su nombre en voz alta.
- Pida a gritos ayuda de los alrededores.
- Verifique si se encuentra sin respiración o sólo hay boqueo.
- Dedique a ello 5 segundos, pero no más de 10.

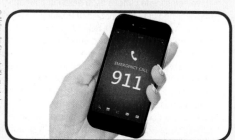

2 **A = Active** el SEM pidiendo a alguien que llame al 9-1-1. Si usted está solo, **NO** llame al 9-1-1 hasta después de aplicar cinco ciclos de RCP.

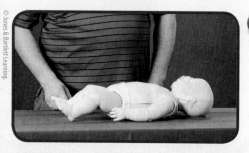

3 **B = ¿Respirando?** (del inglés, *Breathing*). Verifique si se encuentra sin respiración, o sólo hay boqueo, observando los movimientos de cara y tórax del lactante. Colóquelo boca arriba sobre una superficie plana. De ser posible, utilice una superficie elevada (p. ej., mesa, superficie de un tocador).

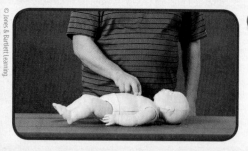

4 **C = Compresiones**
- Coloque las yemas de dos dedos sobre el esternón del lactante, con uno en contacto y ambos por debajo de la línea de los pezones.
- Aplique 30 compresiones torácicas:
  - Presione fuerte, de tal manera que el pecho descienda 4 cm.
  - Empuje rápido al compás de la canción "Stayin' Alive".
  - Al final de cada compresión, deje que el tórax del lactante retorne a su posición normal.

Hoja de destrezas (continuación)

6-3   RCP de un lactante

Use *RAB-CAB*.

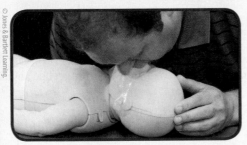

5 A = **Vía aérea** (del inglés, *Airway*). Abra la vía aérea del lactante mediante el empleo de la maniobra de inclinación de la cabeza y elevación del mentón. **NO** incline demasiado la cabeza hacia atrás (debe ser menos de lo que lo haría con un adulto o niño de mayor edad).

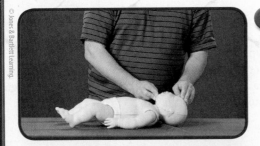

6 B = **Ventilaciones** (del inglés, *Breathing*)
- Cubra la boca y nariz del lactante con su boca y obtenga un sellado hermético. Si no funciona, trate las ventilaciones boca a boca o boca a nariz.
- Administre dos ventilaciones, cada una con duración de 1 segundo, para hacer que se eleve el tórax del lactante.
- Haga una inhalación entre la provisión de dos ventilaciones.

Continúe la RCP hasta que ocurra una de las dos cosas siguientes:
- El lactante empiece a respirar.
- Arribe el SEM y se encargue de la reanimación.
- Usted se canse físicamente y no pueda continuar.

Si se dispone de otra persona, coordínense para alternar cada cinco conjuntos de RCP (2 minutos).

▶ RCP por sólo compresión

La RCP por sólo compresión pretende aumentar la participación de las personas que están de paso cuando se requiere la reanimación de una persona en paro cardiaco. La RCP por sólo compresión es fácil de enseñar, recordar y realizar, en comparación con la RCP convencional.

Un transeúnte que observa que una persona se colapsa de manera súbita y no está respirando, pero no puede o no desea hacer la ventilación boca a boca, o no tiene entrenamiento en RCP, puede:

1. Pedir a otra persona llamar al 9-1-1 o a un número de respuesta de emergencias.
2. Presionar el centro del tórax duro y rápido (más rápido que una vez por segundo o al compás de la canción de los Bee Gees "Stayin' Alive").
3. Continuar las compresiones del tórax sin detenerse hasta que llegue ayuda, o tanto como le sea posible. Si se dispone de otra persona, coordínense para actuar cada 2 minutos en forma alterna.

▶ Obstrucción de la vía aérea

Las personas se pueden atragantar con cualquier tipo de objeto. Los alimentos, como dulces, cacahuates y pasas, son los principales motivos, por su forma y consistencia. Las muertes por atragantamiento no alimentario suelen ser causadas por globos, pelotas y canicas, juguetes, y monedas, inhalados por niños y lactantes.

Reconocimiento de la obstrucción de la vía aérea

Un objeto alojado en la vía aérea es capaz de causar una obstrucción leve o grave. En una obstrucción leve hay un buen intercambio de aire y la persona puede hacer esfuerzos de tosidura intensos en un intento por liberarla; de hecho, debería alentársele a toser.

Una persona con una obstrucción grave de la vía aérea tiene un mal intercambio de aire. Los signos de obstrucción grave de la vía aérea incluyen los siguientes:

- Mayor dificultad respiratoria.
- Tos débil e ineficaz.
- Incapacidad de hablar o respirar.
- Piel, lechos ungulares de los dedos de las manos y el interior de la boca de color azul-gris.

Un individuo con atragantamiento también suele parecer en pánico y desesperado, y se agarra la garganta para comunicar que se está ahogando. Este movimiento se conoce como la señal universal de angustia por ahogamiento.

Cuidados para la obstrucción de la vía aérea

Para un adulto o niño con respuesta y una obstrucción grave de la vía aérea, pregunte: "¿Se está ahogando?" Si la persona no es capaz de responder verbalmente pero asiente, provéale cuidados. Colóquese detrás de la persona y rodee su cintura con ambos brazos. Ponga un puño con el pulgar al interior sobre el abdomen de la persona, apenas arriba del ombligo. Tome el puño con su otra mano y presione al interior del abdomen con una maniobra rápida y ascendente (también conocida como maniobra de Heimlich). Continúe los intentos hasta que se expulse el objeto o la persona deje de responder. Si no es posible rodear a la persona con sus brazos (p. ej., mujer en las últimas etapas del embarazo, persona con obesidad), utilice golpes sobre el tórax.

Para un lactante con una obstrucción grave de la vía aérea que tiene respuesta, dé palmadas en el dorso y haga compresiones de tórax, en lugar de impulsos abdominales, para liberar la obstrucción. Sujete la cabeza y cuello del lactante y póngalo boca abajo sobre su antebrazo, después haga descender el brazo hasta su pierna. Dé cinco palmadas en la espalda entre los omóplatos del lactante con la base de su mano. Mientras sostiene la parte posterior de la cabeza del niño, gírelo boca arriba y aplique cinco compresiones de tórax con dos dedos sobre su esternón, en la misma ubicación usada para la RCP. Éstos son impulsos separados y diferentes; no son como los de compresión para la RCP, más rápidos. Repita estos pasos hasta que se expulse el objeto o el lactante deje de responder.

Para aliviar una obstrucción de vía aérea en un adulto o niño, siga los pasos de la **Hoja de destrezas 6-4**. Para un lactante con obstrucción de la vía aérea, siga los pasos de la **Hoja de destrezas 6-5**.

Hoja de destrezas

| **6-4** | **Atragantamiento de adulto y niño** |

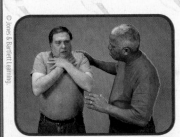

1 Pregunte, "¿Se está ahogando?" Grite en busca de ayuda para alertar a otras personas de la emergencia.

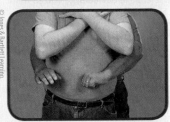

2 Párese detrás de un adulto; párese o arrodíllese detrás de un niño. Rodee con sus brazos la cintura. Localice el ombligo con un dedo (las personas diestras, por lo general utilizan su mano izquierda).

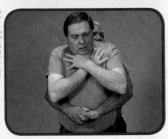

3 Haga un puño con la otra mano (las personas diestras, por lo general, usan su mano derecha) y coloque el lado pulgar de la mano apenas arriba del ombligo y debajo de la punta del esternón.

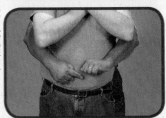

4 Sujete el puño con la otra mano. Impulse el puño al interior del abdomen de la persona con un movimiento ascendente rápido (use compresiones de tórax en una persona que está atragantándose y presenta obesidad o está embarazada). Cada impulso debería ser un esfuerzo separado y distinto para desalojar el objeto. Continúe sin interrupción hasta que la persona tosa expulsando el objeto, hable, se mueva o respire, o hasta que se haga cargo un rescatista de los SEM o una persona entrenada.

5 Si la persona pierde la capacidad de respuesta o se encuentra sin responder, provéale RCP con adición de un paso:
- Aplique 30 compresiones de tórax.
- Provea dos ventilaciones. Si la primera no causa elevación del tórax, vuelva a inclinar la cabeza e intente una segunda.
- Continúe con conjuntos de 30 compresiones de tórax y dos ventilaciones. En cada ocasión, antes de proveer la primera de dos ventilaciones, busque en el interior de la boca un objeto; si lo observa, retírelo.

Hoja de destrezas

6-5 Atragantamiento de un lactante

Nota: Un lactante no está respirando si no puede llorar o hacer ruidos.

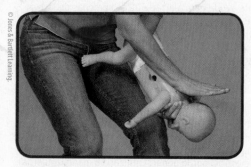

1 Aplique cinco golpecitos separados y diferentes en la espalda.
- Sostenga la cabeza del lactante con su mano.
- Coloque al lactante boca abajo sobre su antebrazo con la cabeza más baja que su tórax.
- Asiente su antebrazo y al lactante sobre su muslo.
- Dé unos golpecitos en la espalda, entre los omóplatos del lactante, con la base de su otra mano.
- Si el objeto no se expulsa, haga girar al lactante sobre su espalda mientras sostiene la cabeza.

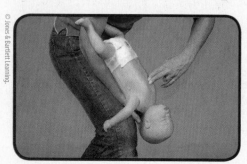

2 Aplique cinco compresiones de tórax separadas y distintas.
- Sostenga la cabeza del lactante con su mano.
- Coloque al lactante boca arriba sobre su antebrazo con la cabeza más baja que el tórax.
- Asiente su antebrazo y al lactante sobre su muslo.
- Coloque dos dedos de su otra mano en la misma localización que para las compresiones de RCP.
- Administre impulsos con 1 segundo de intervalo; no se trata de algo tan rápido como las compresiones para la RCP.

3 Continúe alternando cinco golpes de espalda y 5 compresiones de tórax sin interrupción hasta que el lactante deje de responder, o pueda respirar, toser o llorar, o hasta que un rescatista de los SEM o una persona entrenada se encargue de la situación.

4 Si el lactante se encuentra sin respuesta, o cambia a dicho estado:
- Aplique 30 compresiones de tórax.
- Busque en el interior de la boca del lactante algún objeto; si lo observa, retírelo.
- Administre dos ventilaciones.

▶ Desfibrilador automático externo

Un DAE es un dispositivo electrónico que analiza el ritmo cardiaco y, si es necesario, provee una descarga eléctrica, conocida como desfibrilación, al corazón de una persona en paro cardiaco. El propósito de la descarga es corregir un trastorno eléctrico anormal y restablecer un ritmo cardiaco, lo que resultará en una función eléctrica y de bombeo normal.

El DAE está unido a un cable que se conecta con dos cojinetes adhesivos (electrodos) los cuales se colocan sobre el tórax de la persona. El cojinete y el sistema de cables envían la señal eléctrica del corazón al aparato para el análisis del ritmo y proveen una descarga eléctrica a la persona, cuando es necesario. Este sistema permite a los proveedores de primeros auxilios y otros rescatistas aplicar la desfibrilación temprana con sólo un entrenamiento mínimo.

Elementos comunes de un DAE

Hay muchos modelos de DAE. Los principios de uso son los mismos para cada uno, pero las pantallas, los controles y las opciones varían ligeramente. Usted requerirá saber usar su DAE específico.

Uso de un DAE

Siga la secuencia incluida en la **Hoja de destrezas 6-6** cuando se determine que se requiere DAE.

1. Algunos DAE se activan al presionar un botón de encendido/apagado. Otros se activan cuando se abre la cubierta del aparato. Una vez que está activado el DAE, realizará rápidamente algunas revisiones internas y empezará a proveer avisos de voz y pantalla.

2. Exponga el tórax de la persona. La piel debe estar bastante seca, de manera que los cojinetes se adhieran y conduzcan la electricidad en forma apropiada. Si es necesario, seque la piel con una toalla. Puesto que el vello excesivo en el tórax también llega a interferir con la adhesión y la conducción eléctrica, tal vez se necesite rasurar rápidamente la zona donde se colocarán los cojinetes.

3. Retire la cubierta de los cojinetes y aplíquelos firmemente al tórax desnudo de la persona, de acuerdo con el esquema incluido en el aparato. Se coloca un cojinete a la derecha del esternón apenas debajo de la clavícula y arriba del pezón derecho. El segundo cojinete se aplica en el hemitórax izquierdo, a la izquierda del pezón y arriba del borde costal inferior.

4. Asegúrese de que el cable esté acoplado al DAE, y párese separado del cuerpo del paciente para el análisis de la actividad eléctrica de su corazón. Nadie debe estar en contacto con la persona en ese momento o posteriormente si está indicada una descarga.

5. Verifique que nadie esté en contacto con la persona. El DAE le informará de la necesidad de la descarga y, dependiendo del aparato, éste le indicará apretar un botón para administrar la descarga o lo hará de manera automática. Inicie la RCP inmediatamente después de la descarga y siga las indicaciones, que incluirán reanalizar el ritmo cardiaco

(casi cada cinco conjuntos de RCP). Si la descarga funcionó, la persona empezará a moverse. Continúe proporcionando cuidados hasta que arribe el SEM y se encargue de la situación.

NO use el DAE en el agua. Puesto que ésta conduce la electricidad, la corriente podría pasar a través de la piel de la persona en vez de entre los cojinetes y su corazón. Si la persona está sumergida en agua, sáquela y séquela rápidamente, eliminando la humedad tanto como sea posible del tórax, antes de colocar los cojinetes del DAE.

Hoja de destrezas

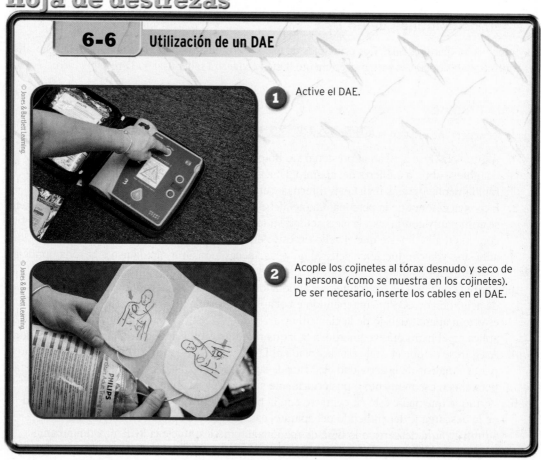

6-6   **Utilización de un DAE**

1 Active el DAE.

2 Acople los cojinetes al tórax desnudo y seco de la persona (como se muestra en los cojinetes). De ser necesario, inserte los cables en el DAE.

Hoja de destrezas (*continuación*)

6-6   Utilización de un DAE

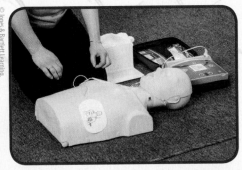

3 Aléjese de la persona. Asegúrese de que nadie, incluso usted, la toque. Exprese "¡Fuera!"

Permita que el DAE analice el ritmo cardiaco (oprima el botón de analizar, si es necesario).

El DAE indicará realizar una de tres acciones:
- Presionar el botón de descarga.
- Alejarse del cuerpo del paciente mientras provee la descarga automáticamente.
- No aplicar la descarga, sino proveer la RCP, iniciando las compresiones torácicas con los cojinetes aún en su lugar.

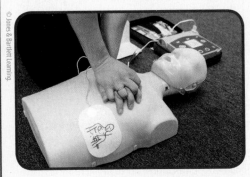

4 Después de cualquiera de esas tres acciones, aplique cinco conjuntos de RCP, a menos que la persona se mueva, empiece a respirar o se despierte.

5 Repita los pasos 3 y 4 hasta que la persona se mueva o empiece a respirar, o hasta que el SEM se encargue de la situación.

© Jones & Bartlett Learning.

Revisión rápida de los procedimientos de RCP y DAE con uso de RAB-CAB

Pasos/acción	Adultos (o individuos que ya pasaron la pubertad)	Niños (de 1 año a la pubertad)	Lactantes (menores de 1 año)
R = ¿Responde?			
Técnica	Toque un hombro y exprese en voz alta, "¿Está usted bien?" Una persona que tiene capacidad de respuesta responderá, se moverá o gemirá.		Toque la planta de un pie y diga su nombre en voz alta. Un niño con capacidad de respuesta llorará o se moverá.
A = Active el SEM y obtenga un DAE.			
(Grite para pedir ayuda de los alrededores y llame al 9-1-1 o al número de respuesta de emergencias. Puede o no disponerse de DAE.)			
¿Cuándo?	• Si usted está solo, llame al 9-1-1 y obtenga un DAE; cuando regrese, utilice el DAE. • Si otra persona está con usted, envíela a llamar y a obtener un DAE mientras usted inicia de inmediato la RCP.	• Si usted está solo, antes de llamar al 9-1-1 aplique cinco conjuntos de 30 compresiones de tórax y dos ventilaciones (RCP). • Después de cinco conjuntos de RCP, deje al niño o lactante para llamar al 9-1-1 y consiga un DAE. • Cuando usted regrese, use el DAE en el niño tan pronto como sea posible.	
¿A quién llamar?	Llame al 9-1-1 o al número de respuesta de emergencia.		
B = ¿Respirando? (del inglés, *Breathing*) Indague si no hay respiración o si sólo se presenta boqueo.			
• Coloque a la persona boca arriba sobre una superficie plana y firme. • Observe el movimiento de la cara y el tórax para ver si respira. Hágalo durante 5 segundos, pero no más de 10.	Si la persona no está respirando o sólo boquea (emite un sonido parecido a una inhalación rápida o gruñido/ronquido) ocasionalmente, se requiere RCP. Si la persona está respirando pero no responde, no se requiere RCP; colóquela en la posición de recuperación para mantener su vía aérea permeable y vigile la respiración.		
C = Compresiones del tórax.			
¿Dónde colocar a la persona?	Superficie plana firme (p. ej., piso, banqueta).		Es factible colocarla sobre la mesa o la parte alta de un tocador.
¿Dónde colocar las manos?	Centro del tórax y mitad inferior del esternón.		Las yemas de dos dedos en el centro del tórax sobre el esternón, con una que toca y ambas debajo de la línea imaginaria entre los pezones.
	Dos manos: • La base de una mano sobre el esternón; la otra mano encima. • Los dedos de ambas manos entrelazados. • Los brazos rectos con los hombros directamente sobre las manos.	Una mano para un niño muy pequeño: sólo la base de una mano. Dos manos: • Igual que para un adulto. • Brazos rectos con los hombros directamente encima de las manos.	

Revisión rápida de los procedimientos de RCP y DAE con uso de RAB-CAB

Pasos/acción	Adultos (o individuos que ya pasaron la pubertad)	Niños (de 1 año a la pubertad)	Lactantes (menores de 1 año)
Profundidad	Al menos 5 cm, pero no más de 6.	Casi 5 cm o al menos 1/3 del diámetro anteroposterior de la parte superior del cuerpo (tórax).	Casi 4 cm o al menos 1/3 del diámetro anteroposterior de la porción superior del cuerpo (tórax).
	Después de cada compresión, permita la retracción del tórax.		
	NO se mantenga apoyado en el tórax de un adulto o niño.		
Frecuencia	100-120 por minuto.		
	(Siga el ritmo de la canción de los Bee Gees "Stayin' Alive", los *beats* de una aplicación de un teléfono celular inteligente previamente instalada, a la que se tenga acceso rápido, o las instrucciones de un despachador escuchadas a través del micrófono de un teléfono móvil.)		
Cociente de compresiones de tórax: ventilaciones	30:2		

A = Vía área abierta (del inglés, *Airway open*)

Técnica	Inclinación de la cabeza-elevación del mentón.

B = Respiraciones (del inglés, *Breaths*)

| Técnica | • Comprima la nariz entre pulgar e índice para cerrarla y con su boca obtenga un sello hermético boca a boca. Utilice una mascarilla de RCP o un escudo facial, si se encuentra disponible.
• Realice la maniobra de inclinación de la cabeza-elevación del mentón.
• Provea dos ventilaciones:
  • Cada una debe durar 1 segundo.
  • Sople lo suficiente para hacer que el tórax se eleve.

Si la primera ventilación no causa elevación del tórax, reincline la cabeza y aplique una segunda ventilación. Si la segunda ventilación no hace elevarse al tórax, inicie la RCP (30 compresiones y dos ventilaciones). En cada ocasión, antes de proveer una ventilación, abra la boca del paciente y busque algún objeto; si lo observa, retírelo. | Realice la maniobra de inclinación de cabeza-elevación del mentón (no incline demasiado la cabeza hacia atrás).

• Cubra la boca y nariz del lactante con su boca haciendo un sello hermético. Si esto no funciona, intente las respiraciones boca a boca o boca a nariz.
• Administre dos ventilaciones:
  • Cada una debe durar 1 segundo.
  • Sople lo suficientemente fuerte para hacer que el tórax se eleve. |

Continúe la RCP hasta que:

1. La persona empiece a respirar.
2. Otro(s) rescatista(s) (p. ej., persona preparada con entrenamiento, personal de SEM) se haga(n) cargo.

(continúa)

Revisión rápida de los procedimientos de RCP y DAE con uso de RAB-CAB

Pasos/acción	Adultos (o individuos que ya pasaron la pubertad)	Niños (de 1 año a la pubertad)	Lactantes (menores de 1 año)

3. Arriba un DAE y se usa (excepto en lactantes).
4. Usted se cansa físicamente y no puede continuar.

Si se dispone de otra persona, coordínese para intervenir alternadamente cada cinco conjuntos de RCP (2 min).

Desfibrilación

Si está disponible, use un DAE tan pronto como sea posible.

1. Active el DAE.
2. Acople los cojinetes al tórax desnudo y seco de la persona (se muestra cómo en los esquemas de los cojinetes). Si es necesario, inserte los cables en el DAE. Tal vez se disponga de cojinetes de tamaño infantil.
3. Aléjese de la persona. Asegúrese de que nadie, incluido usted, esté en contacto con la persona. Exprese "¡Fuera!"
4. Permita que el DAE analice el ritmo cardiaco (oprima el botón de analizar, si es necesario). El DAE indicará realizar una de tres acciones:

   · Manténgase alejado mientras el DAE automáticamente provee una descarga.
   · Presione el botón de descarga.
   · No provea una descarga, sino RCP, iniciando las compresiones de tórax con los cojinetes aún en su lugar.

Después de realizar cualquiera de esas tres acciones, aplique cinco conjuntos de RCP, a menos que la persona se mueva, empiece a respirar o se despierte.

Repita los pasos de desfibrilación 2 y 3 hasta que la persona se mueva, empiece a respirar, o se despierte, o arribe el SEM y se encargue de la situación.

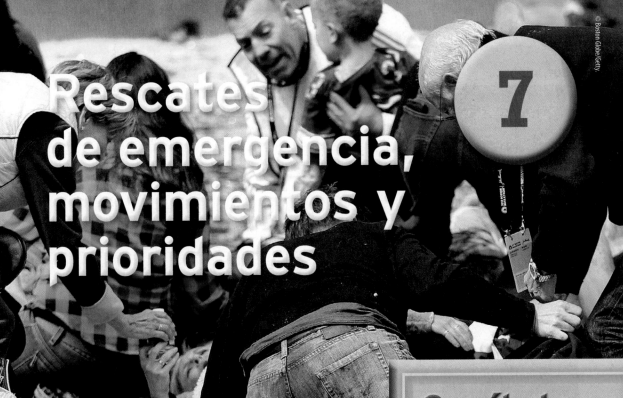

Rescates de emergencia, movimientos y prioridades

7

▶ Rescates de emergencia

Antes de intentar un rescate de emergencia, evalúe el escenario (*véase* página 8).

- ¿Hay riesgos importantes presentes?
- ¿Cuántas personas están involucradas?
- ¿Qué sucedió?
- ¿Hay transeúntes que puedan brindar auxilio?

Si el escenario es peligroso, **NO** intente el rescate. Llame al 9-1–1 o al número de emergencias de su localidad. Varios tipos de rescate requieren entrenamiento y equipo especiales.

Capítulo en un vistazo

- ▶ **Rescates de emergencia**

- ▶ **Movimientos de emergencia**

- ▶ **Establecimiento de prioridades ante múltiples personas lesionadas**

Qué buscar	Qué hacer
Agua	Intente los siguientes métodos en el orden listado: 1. Alcance a la persona desde la orilla con una estaca, un tronco largo u otro objeto similar. 2. Lance cualquier cosa que flote (p. ej., jarra de día de campo vacía, fragmento de madera) hacia la persona. 3. Reme hasta la persona, si hay un bote disponible. Utilice un dispositivo de flotación personal. 4. Llegue hasta la persona, si es un nadador capaz entrenado en procedimientos de rescate vital en el agua. Utilice una toalla o tablero para que la persona se sujete. **NO** deje que la persona se sujete a usted.
Hielo	1. Si está cerca de la orilla, alcance a la persona con una estaca o tírele una cuerda con un objeto de flote adherido. 2. Si no tiene éxito, acuéstese sobre el hielo y empuje una escala, tablón u objeto similar por delante.
Electricidad	1. La electricidad de alto voltaje requiere la intervención de personal entrenado. 2. Si se encuentra en interiores, apague la electricidad.
Colisión de vehículos motrices	1. Estaciónese en un lugar seguro. 2. Encienda sus intermitentes. 3. Coloque bengalas o reflectores 75 a 150 m más allá del sitio de la colisión.
Incendio	1. Retire a las personas de la zona. 2. Si es un incendio pequeño, utilice un extintor si tiene posibilidad de escapar con facilidad.
Materiales peligrosos	1. Aléjese del área. 2. Si está en exteriores, manténgase en dirección opuesta a la del viento.
Espacio confinado (una zona que carece de aire fresco; puede haber presencia de gases tóxicos)	Sólo aquellos individuos con entrenamiento y equipo apropiados deberían ingresar al área.

▶ Movimientos de emergencia

Como proveedor de primeros auxilios, usted rara vez necesitará mover a una persona lesionada, porque la mayoría lo puede hacer por sí misma. Para lesiones graves, esperar el arribo de los servicios de emergencias médicas (SEM) suele ser la mejor decisión. Sólo mueva a una persona si existe un peligro inmediato Tabla 7-1 , como los siguientes:

- Un incendio o el riesgo de su presentación.
- Participación de explosivos y otros materiales peligrosos.

Tabla 7-1 Movimientos de rescate de emergencia

Movimientos para dos proveedores de primeros auxilios	Cuándo usar
Asistencia por dos personas **Figura 7-1**	Cuando una persona tiene lesión de una extremidad pélvica.
Carga en asiento a dos manos **Figura 7-2**	Cuando no se dispone de equipo y la persona no es capaz de caminar, pero puede usar sus brazos para colgarse de dos proveedores de primeros auxilios.
Carga por las extremidades **Figura 7-3**	Se usa cuando no se dispone de equipo y la persona no es capaz de caminar ni de usar sus brazos para colgarse de dos proveedores de primeros auxilios.
Carga en silla **Figura 7-4**	Para un pasillo estrecho, subir y bajar escaleras cuando se dispone de una silla.
Movimientos para un proveedor de primeros auxilios	**Cuándo usar**
Muleta humana **Figura 7-5**	Cuando la persona tiene lesión de una extremidad pélvica.
Carga acunada **Figura 7-6**	Para niños o adultos de poco peso que no están en condiciones de caminar.
Carga a cuestas **Figura 7-7**	Para largas distancias cuando las lesiones hacen insegura la carga de la persona sobre los hombros del proveedor de primeros auxilios.
Carga de caballito **Figura 7-8**	Cuando la persona no puede caminar, pero sí usar los brazos para colgarse de un proveedor de primeros auxilios.
Carga de bombero **Figura 7-9**	Para distancias largas cuando es factible transportar a la persona sobre los hombros del proveedor de primeros auxilios.
Arrastre por los hombros **Figura 7-10**	Para distancias cortas sobre una superficie rugosa.
Arrastre por los tobillos **Figura 7-11**	Para distancias cortas sobre una superficie lisa.
Arrastre en una cobija **Figura 7-12**	Para distancias cortas.

- Imposibilidad de proteger el escenario de riesgos.
- Imposibilidad de tener acceso a otras personas que requieren cuidados para salvar la vida (p. ej., colisión de vehículos).

Usted también encontrará situaciones en las que se requerirá mover a la persona para proveerle primeros auxilios **Diagrama de flujo 7-1**, como las siguientes:

- Proporcionar reanimación cardiopulmonar (RCP), que requiere una superficie firme y plana.
- Colocar a una persona que no responde y está respirando en la posición de recuperación.
- Poner en posición a una persona para tratamiento de *shock*.

Las precauciones acerca de la movilización de una persona incluyen las siguientes:

- **NO** mueva a una persona, a menos que sea absolutamente necesario (p. ej., que se encuentre en peligro inmediato o que deba llevarse a un refugio mientras se espera el arribo del SEM).

- **NO** empeore lesión alguna por mover a la persona.
- **NO** mueva a una persona que pudiese tener una lesión de la columna, a menos que sea absolutamente necesario debido a otras amenazas a la vida, como incendio o amenaza de éste, materiales peligrosos, o explosivos.
- **NO** mueva a una persona, a menos que sepa a dónde va.
- **NO** mueva a una persona sin estabilizar el segmento lesionado.
- **NO** mueva a una persona cuando envíe a alguien en busca de ayuda. Espere con la persona.
- **NO** trate de mover a una persona usted mismo si se dispone de otras personas para ayudar.
- **NO** ingrese a ciertas zonas peligrosas (p. ej., un espacio confinado lleno de gas o vapores), a menos que cuente con el entrenamiento y el equipo apropiados.

Cuando levante a una persona, utilice las técnicas apropiadas para protegerse usted mismo de lesiones:

- Conozca sus capacidades. **NO** trate de manejar una carga que sea demasiado peligrosa; busque ayuda.
- Utilice una sujeción segura. Utilice tanto como pueda de las palmas de sus manos.
- Doble sus rodillas para usar los músculos fuertes de los muslos y nalgas.
- Mantenga sus brazos cerca del cuerpo y los codos flexionados.
- Coloque sus pies separados por el ancho de sus hombros para el equilibrio, uno enfrente del otro.

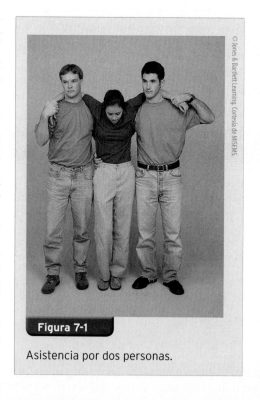

Figura 7-1

Asistencia por dos personas.

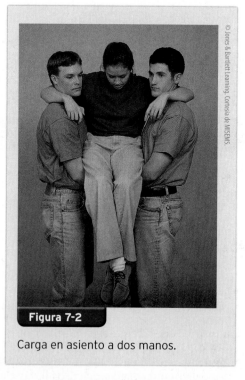

Figura 7-2

Carga en asiento a dos manos.

- Cuando levante a una persona, manténgala cerca de su cuerpo.
- Mientras levanta a una persona, **NO** haga girar su espalda; gire con sus pies.
- Levante y transporte lenta y suavemente al paciente junto con quien le ayuda.
- Antes de mover a una persona, explíquele lo que está haciendo.

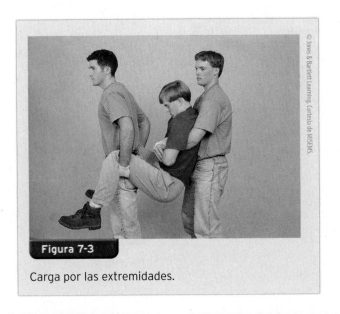

Figura 7-3

Carga por las extremidades.

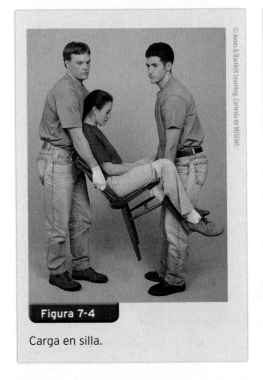

Figura 7-4

Carga en silla.

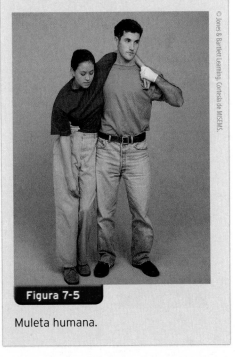

Figura 7-5

Muleta humana.

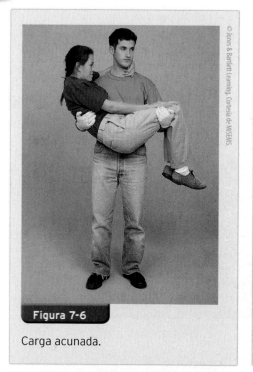

Figura 7-6

Carga acunada.

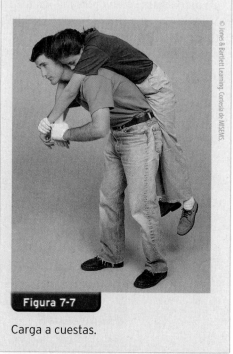

Figura 7-7

Carga a cuestas.

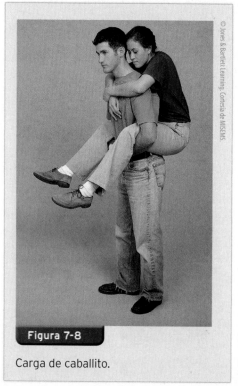

Figura 7-8

Carga de caballito.

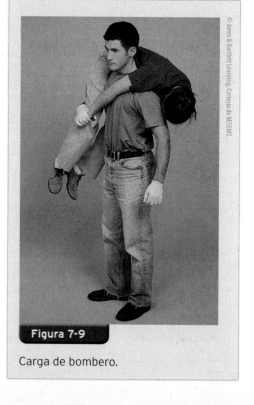

Figura 7-9

Carga de bombero.

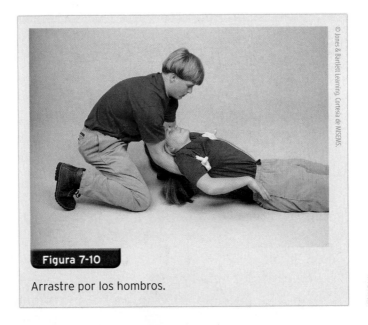

Figura 7-10

Arrastre por los hombros.

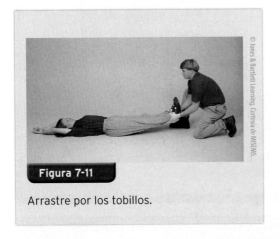

Figura 7-11

Arrastre por los tobillos.

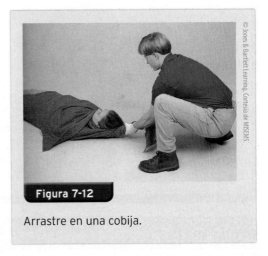

Figura 7-12

Arrastre en una cobija.

▶ Establecimiento de prioridades ante múltiples personas lesionadas

Las situaciones que requieren primeros auxilios suelen involucrar a una sola persona. Rara vez se encontrará usted un suceso a gran escala que involucre a más de una persona que requiera cuidados. Tales sucesos parecen frecuentes porque cuando ocurren se suelen mencionar en los medios masivos de comunicación Tabla 7-2 .

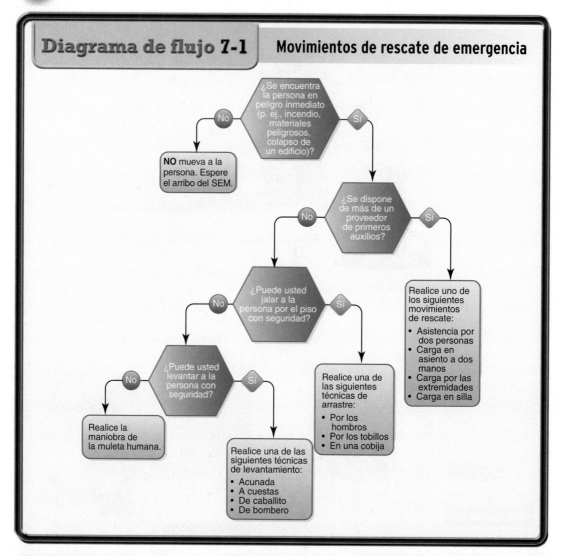

Diagrama de flujo 7-1   Movimientos de rescate de emergencia

¿Se encuentra la persona en peligro inmediato (p. ej., incendio, materiales peligrosos, colapso de un edificio)?

No → **NO** mueva a la persona. Espere el arribo del SEM.

Sí → ¿Se dispone de más de un proveedor de primeros auxilios?

No → ¿Puede usted jalar a la persona por el piso con seguridad?

Sí → Realice uno de los siguientes movimientos de rescate:
- Asistencia por dos personas
- Carga en asiento a dos manos
- Carga por las extremidades
- Carga en silla

No → ¿Puede usted levantar a la persona con seguridad?

Sí → Realice una de las siguientes técnicas de arrastre:
- Por los hombros
- Por los tobillos
- En una cobija

No → Realice la maniobra de la muleta humana.

Sí → Realice una de las siguientes técnicas de levantamiento:
- Acunada
- A cuestas
- De caballito
- De bombero

Tabla 7-2 Ejemplos de desastres que involucran a dos o más personas

Desastres naturales	Desastres causados por seres humanos
Terremotos	Colisiones en autopistas
Tornados	Colisiones del aire
Huracanes	Descarrilamientos de trenes
Inundaciones	Ataques terroristas
Caídas de rayos	Disparos masivos
Ondas de calor	Explosiones

Cuando haya muchas personas lesionadas, utilice un procedimiento llamado *triage* (una palabra de origen francés que significa "clasificar"), para distinguir entre:

- Aquellos que necesitan cuidados inmediatos por uno de los tres "asesinos": vía aérea cerrada, hemorragia grave y *shock*.
- Aquellos que pueden esperar a recibir cuidados para después de que se ha atendido a otros.
- Los que ya fallecieron (difuntos).

El intento de la clasificación es proveer el máximo bien para el mayor número de personas. Algunos individuos tienen una mayor necesidad de cuidados de emergencia que otros. Alguien tiene que quedar al final.

La clasificación es en especial eficaz en situaciones donde:

- Hay más personas lesionadas que proveedores de primeros auxilios y rescatistas.
- El tiempo es crítico.

Categorías de clasificación

Durante la clasificación, usted debería evaluar y considerar a cada persona lesionada dentro de una de tres categorías (Tabla 7-3).

Mientras el personal de SEM cuenta con cintas, tarjetas o etiquetas para colocar a las personas a fin de identificar su categoría, usted rara vez tendrá este tipo de elementos. Puede, sin embargo, improvisar (p. ej., escribir sobre un fragmento de cinta adhesiva colocada en la frente de la persona o alrededor de la muñeca). Después de la clasificación, lleve a los heridos, de acuerdo con su categoría, a una instalación médica, si hay una disponible, o a una zona designada para tratamiento médico.

Realización de la clasificación

Paso 1: Realice una clasificación verbal expresando "Si puede caminar, venga hacia mí". Las personas que son capaces de levantarse y caminar, rara vez presentan una lesión que ponga en riesgo la vida. No fuerce a una persona a moverse si se queja de dolor. Aquellas que pueden caminar se ubican en la categoría "diferida". Diríjalas a una zona segura designada, pídales que se sienten y se mantengan juntas. Si necesita más ayuda, puede solicitar a alguien de dicho grupo que participe como voluntario.

Tabla 7-3 Categorías de clasificación

Categoría	Descripción
De atención inmediata	La persona presenta lesiones que ponen en riesgo la vida (vía aérea cerrada, hemorragia grave o *shock*) y demandan acción inmediata para salvar su vida.
De atención diferida	No está en riesgo la vida de la persona. Tal vez requiera cuidados, pero éstos se pueden posponer entretanto se realiza la clasificación de otras personas.
Fallecidos	La persona no está respirando después de que se ha abierto su vía aérea. Tal vez no haya tiempo o personas disponibles para realizar RCP cuando otros necesitan ayuda inmediata. Un voluntario del grupo "de heridos que caminan" pudiese estar disponible para hacer la RCP por sólo compresión, o si está entrenado, RCP. Una excepción de "evadir a los difuntos" para tratar a los están grave o moderadamente lesionados ocurre cuando una descarga de un rayo afecta a múltiples personas; en este caso, debería darse RCP a quienes no se mueven y parecen muertos, antes de ayudar a las de otras categorías.

Paso 2: Inicie la valoración de cada persona que no se levantó y caminó. Inicie con la más cercana a donde usted está parado. Rápidamente llegue a cada persona y clasifique a cada una de acuerdo con su necesidad de atención. Etiquete a todas como "de atención inmediata", "de atención diferida" o "difunto". **NO** se pare para tratar a nadie durante la selección, excepto para abrir rápidamente la vía aérea o controlar una hemorragia grave.

Cuando realice la clasificación **Diagrama de flujo 7-2**:

- Si una persona no pasa una de estas pruebas (o revisiones), etiquétela como "de atención inmediata".
- Si una persona pasa todas las pruebas (o revisiones), etiquétela como "de atención diferida".
- Todo el mundo debería tener una etiqueta.

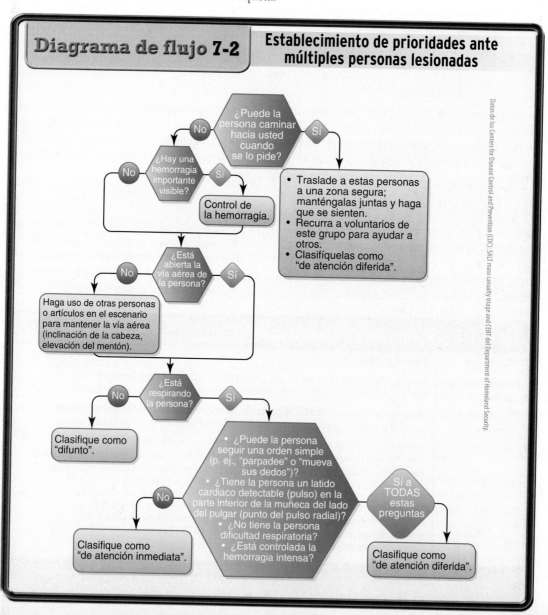

Diagrama de flujo 7-2   Establecimiento de prioridades ante múltiples personas lesionadas

¿Puede la persona caminar hacia usted cuando se lo pide?

No → ¿Hay una hemorragia importante visible?
  - No
  - Sí → Control de la hemorragia.

Sí →
- Traslade a estas personas a una zona segura; manténgalas juntas y haga que se sienten.
- Recurra a voluntarios de este grupo para ayudar a otros.
- Clasifíquelas como "de atención diferida".

¿Está abierta la vía aérea de la persona?
- No → Haga uso de otras personas o artículos en el escenario para mantener la vía aérea (inclinación de la cabeza, elevación del mentón).
- Sí

¿Está respirando la persona?
- No → Clasifique como "difunto".
- Sí

- ¿Puede la persona seguir una orden simple (p. ej., "parpadee" o "mueva sus dedos")?
- ¿Tiene la persona un latido cardiaco detectable (pulso) en la parte interior de la muñeca del lado del pulgar (punto del pulso radial)?
- ¿No tiene la persona dificultad respiratoria?
- ¿Está controlada la hemorragia intensa?

No → Clasifique como "de atención inmediata".

Sí a TODAS estas preguntas → Clasifique como "de atención diferida".

Datos de los Centers for Disease Control and Prevention (CDC); SALT mass casualty triage and CERT del Department of Homeland Security.

Artículos de primeros auxilios

▶ Artículos de primeros auxilios

Los artículos en un equipo de primeros auxilios deberían estandarizarse para incluir aquellos que tienen probabilidad de usarse, como ciertos medicamentos que no requieren prescripción (de venta libre [OTC]). Algunos medicamentos pierden su potencia con el paso del tiempo, en especial si se abrieron; verifique las fechas de caducidad dos veces por año. Mantenga todos los medicamentos fuera del alcance de los niños y use recipientes a prueba de ellos. Lea y siga todas las instrucciones de uso apropiado de los medicamentos. Los equipos de primeros auxilios para sedes laborales, escuelas y plazas públicas no incluirán productos que se sabe causan mareo (p. ej., antihistamínicos).

No existe un equipo perfecto de primeros auxilios; incluya los artículos para lesiones y enfermedades súbitas que usted tenga posibilidad de enfrentar (Tabla A-1). No llene un equipo de primeros auxilios con artículos que no sepa usar.

Tabla A-1 Ejemplo de artículos para un equipo de primeros auxilios

Artículos para control de hemorragias	
Guantes de exploración médica desechables (no de látex)	Protegen contra la sangre potencialmente infectada, líquidos corporales y artículos contaminados.
Apósitos hemostáticos para heridas	Úsense sólo cuando la compresión directa fracase en el control de la hemorragia.
Torniquete	Úsese sólo cuando la compresión directa no controle la hemorragia.
Artículos para cuidado de heridas	
Desinfectante de manos a base de alcohol (frasco pequeño)	Limpia las manos y la zona alrededor de la herida (no al interior de ésta).
Ungüento con antibióticos (polimixina; neomicina, polimixina B y zinc: bacitracina o con triple antibiótico)	Evita las infecciones cutáneas relacionadas con heridas poco profundas y ayuda a prevenir que los apósitos se adhieran a la herida.
Cinta adhesiva (Micropore® de papel) (de 2.5 y 5 cm)	Cubre las ampollas.
Venda elástica (de 5 y 10 cm)	Cubre heridas y ampollas.
Apósito adhesivo (3 y 7 cm)	Cubre heridas y ampollas.
Tiras de venda adhesiva (3 × 7 cm y otras de diversos tamaños)	Cubren heridas menores.

(continúa)

Tabla A-1 Ejemplo de artículos para un equipo de primeros auxilios (*continuación*)

Gasas estériles (de 7 × 7 cm y 10 × 10 cm, envueltas en forma individual)	Cubren heridas.
Apósitos no adherentes (7 × 10 cm)	Cubren heridas, ampollas y rasguños.
Vendaje de gasa autoadhesiva en rollo (5, 7 y 10 cm de ancho)	Sujeta los apósitos en su lugar.
Apósito traumatológico estéril (de 13 × 23 cm, 20 × 25 cm)	Cubre heridas grandes.
Vendaje triangular (102 × 102 × 142 cm)	Dos vendajes triangulares pueden formar un cabestrillo para el brazo y una atadura. Cuando se emplea plegado sujeta los apósitos y entablillados en su lugar.
Apósitos oculares estériles	Cubren ambos ojos para prevenir que éstos se muevan, incluso si sólo uno está lesionado.
Artículos para cuidados de huesos, articulaciones y músculos	
Compresa fría (instantánea y desechable)	Se usa en esguinces, dislocaciones, fracturas y piquetes de insectos cuando no se dispone de hielo.
Férula (acojinada y maleable)	Fija fracturas óseas y dislocaciones.
Vendaje elástico (7 cm de ancho)	Provee compresión para disminuir el edema de las lesiones articulares.
Bolsas de plástico (sellables)	Sostienen el hielo para aplicar en piquetes de insecto y lesiones de huesos, articulaciones y músculos; sirven de contenedor para las garrapatas incrustadas después de su retiro.
Medicamentos de venta libre (OTC)	
Mantenga todos los medicamentos fuera del alcance de los niños y use recipientes a prueba de ellos. En escuelas y sedes laborales a menudo está prohibido proveer medicamentos orales; revise las políticas.	
Comprimidos de glucosa	Para la hipoglucemia (azúcar baja).
Paracetamol	Trata el dolor y la fiebre.
Ibuprofeno	Trata el dolor, la fiebre y la inflamación.
Ácido acetilsalicílico	Trata el dolor, la fiebre y la inflamación; se puede usar ante la sospecha de un ataque cardiaco. **NO** administre ácido acetilsalicílico a niños.
Antihistamínico (difenhidramina) *Precaución:* Los equipos de primeros auxilios en sedes laborales, escuelas y plazas públicas no deberían contener productos que se sabe causan mareo	Alivia los síntomas de alergia; trata el prurito y exantema por hiedra y roble venenosos; disminuye las náuseas y la cinetosis; causa mareo e induce el sueño.
Crema de hidrocortisona al 1%	Alivia el prurito y las reacciones cutáneas, incluyendo exantemas vinculados con piquetes de insectos, hiedra y roble venenosos, así como otros exantemas cutáneos alérgicos. Para algunos trastornos tiene un efecto muy débil.

(continúa)

Tabla A-1 Ejemplo de artículos para un equipo de primeros auxilios (*continuación*)

Gel de *Aloe vera* (al 100%)	Trata las quemaduras solares o congelaciones superficiales.
Bebidas deportivas (p. ej., Gatorade®, Powerade®)	Tratan el estrés por calor, la deshidratación y la intoxicación hídrica cuando se ha consumido demasiada agua y se eliminó sodio del cuerpo.
Comprimidos de antiácidos (p .ej., las compuestas por carbonato de calcio)	Tratan la pirosis y la indigestión ácida (malestar gástrico).
Comprimidos contra la diarrea (p. ej., salicilato de bismuto, loperamida)	Tratan la diarrea.
Comprimidos contra el estreñimiento/laxantes (p. ej., Metamucil®)	Tratan el estreñimiento.
Equipo	
Dispositivo con barrera respiratoria (válvula de una vía) de reanimación cardiopulmonar (RCP)	Protegen contra una infección potencial durante la RCP.
Tijeras (de varios tipos disponibles)	Cortan apósitos, vendajes y ropa.
Pinzas de disección (de punta angulada)	Retiran férulas y garrapatas.
Alfileres de seguridad (de 5 cm de largo)	Crean cabestrillos a partir de faldas o camisas, aseguran apósitos y drenan ampollas.
Cobijas de emergencia (p. ej., bolsas grandes de basura caseras de polietileno, cobija espacial hecha con tereftalato de polietileno, aunque se pueden rasgar con el viento)	Protegen contra la pérdida de calor corporal y el clima (viento, nieve, lluvia).
Manual de primeros auxilios, RCP y DAE estándar (libro de primeros auxilios de Jones & Bartlett Learning)	Provee una referencia rápida durante una emergencia o la revisión de procedimientos de primeros auxilios.

Contenido del equipo de primeros auxilios de una sede laboral

En ausencia de una instalación médica en proximidad estrecha al sitio laboral, la Occupational Safety and Health Administration (OSHA) obliga a que la sede laboral tenga provisiones adecuadas fácilmente disponibles y una o varias personas adecuadamente entrenadas para proveer primeros auxilios a todos los empleados lesionados. El estándar 1910.151 para la industria general de la OSHA, y el estándar de construcción 1926.50 no requieren incluir contenidos específicos en el equipo de primeros auxilios de la sede laboral.

La OSHA refiere al American National Standard (ANSI) z308.1, *Minimum Requirements for Workplace First Aid Kits*, para identificar los artículos mínimos a incluir en un equipo de primeros auxilios de la sede laboral. Estos artículos, así como otros recomendados, se incluyen en el Tabla A-2.

Tabla A-2 Mínimo de artículos recomendados para un equipo de primeros auxilios en la sede laboral

Equipo	Cantidad mínima
Vendaje adhesivo (3 × 7 cm)	16
Cinta adhesiva (de 3 cm de ancho)	1 rollo
Ungüento antibiótico	10 paquetes
Toallita/hisopo antiséptico	10 paquetes
Ácido acetilsalicílico (masticable; de 81 mg cada comprimido)	2 paquetes
Apósito para quemaduras (de 10 × 10 cm empapado en gel)	1 paquete
Tratamiento de quemaduras	10 paquetes
Compresa fría (instantánea, desechable)	1
Barrera para la respiración por RCP (mascarilla facial con válvula de una vía)	1
Guantes desechables para exploración médica (no de látex, de tamaño grande)	2 pares
Vendaje elástico (de 7 o 10 cm de ancho)	1
Cobertura ocular (gruesa de 0.64 cm)	2 apósitos
Lavado ocular/cutáneo (frasco de 118 mL)	1 frasco
Manual de primeros auxilios, RCP y DAE estándar, de Jones & Bartlett	1
Desinfectante de manos (alcohol)	1 frasco pequeño o 10 paquetes
Rollo de venda de gasa (7 cm de ancho)	2
Rollo de venda de gasa (10 cm de ancho)	1
Tijeras	1
Férula (maleable, acojinada, 10 × 91 cm)	1
Gasa estéril (7 × 7 cm)	4, envueltos en forma individual
Apósito estéril para traumatismos (13 × 23 cm)	2, envueltos en forma individual
Torniquete	1
Vendaje triangular (102 × 102 × 142 cm)	2

Nota: Se pueden incluir medicamentos de venta libre en equipos de primeros auxilios si están empacados en dosis únicas, con señalamiento de humedad y etiquetados como requieren las regulaciones de la FDA. Los productos farmacológicos OTC no deberían contener ingredientes que se sabe causan mareo.

Índice